AF402027

# FISTULES URÉTHRO-PÉNIENNES

## CONSÉCUTIVES AU CHANCRE SIMPLE ET A LA SYPHILIS

PAR

### Le D<sup>r</sup> André SAINT-HILAIRE

DE LA FACULTÉ DE MÉDECINE DE PARIS

15 figures dans le texte.

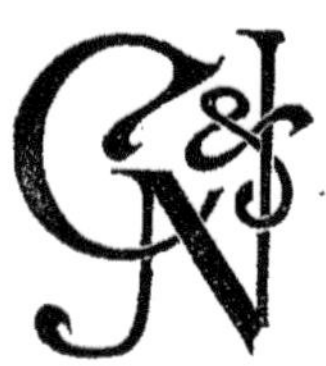

## PARIS

GEORGES CARRÉ ET C. NAUD, ÉDITEURS

3, RUE RACINE, 3

1898

# FISTULES URÉTHRO-PÉNIENNES

## CONSÉCUTIVES AU CHANCRE SIMPLE ET A LA SYPHILIS

# FISTULES URÉTHRO-PÉNIENNES

## CONSÉCUTIVES AU CHANCRE SIMPLE ET A LA SYPHILIS

PAR

Le Dr André SAINT-HILAIRE

DE LA FACULTÉ DE MÉDECINE DE PARIS

15 figures dans le texte.

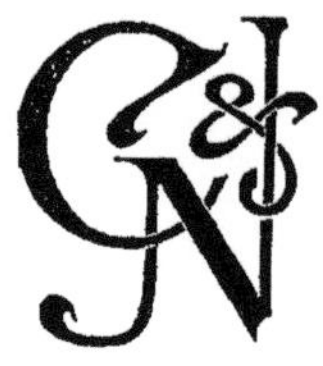

PARIS

Georges CARRÉ et C. NAUD, Editeurs

3, RUE RACINE, 3

1898

# A mes Maîtres dans les Hôpitaux.

Que M. le D<sup>r</sup> Humbert, professeur agrégé, chirurgien de l'hôpital Ricord, dont nous avons été l'élève durant la plus grande partie de cette année, veuille bien nous permettre de lui exprimer ici notre profonde reconnaissance pour la bienveillance dont en mainte circonstance il a fait preuve à notre égard. Nous ne saurions trop le remercier des excellents conseils et des marques de sympathie dont il s'est montré prodigue envers nous.

Il nous est particulièrement agréable de lui adresser ce souvenir au début de notre travail : c'est en effet dans une communication qu'il fit à la Société française de Dermatologie et de Syphiligraphie, en 1890, sur les *Fistules uréthro-péniennes consécutives au chancre simple et à la syphilis* que nous avons puisé l'idée de notre thèse. Mais nous devons plus encore à notre Maître : il a mis généreusement à notre disposition ses notes et ses observations personnelles. Nous y avons fait ample moisson. Avec son autorisation nous avons pu reproduire, dans cette thèse, plusieurs des moulages composant sa collection au musée de l'hôpital Ricord.

Nous sommes également heureux de l'occasion qui

s'offre à nous aujourd'hui d'adresser à nos autres Maîtres dans les hôpitaux l'expression de notre gratitude pour les leçons que nous avons reçues d'eux.

M. le D' PEYROT, professeur agrégé, chirurgien de l'hôpital Lariboisière, qui nous fit l'honneur de nous accueillir dans son service au début de nos études médicales, nous initia aux difficultés du diagnostic chirurgical et nous apprit les règles et l'importance de l'antisepsie. Nous lui en sommes profondément reconnaissant.

Nous avons eu en M. le D' FAISANS, médecin de la Pitié, dont nous avons été l'élève pendant toute une année, un maître expérimenté auprès duquel nous nous sommes habitué aux finesses de l'auscultation et de la percussion. Nous l'assurons de notre vive gratitude.

M. le D' LETULLE, professeur agrégé, médecin de l'hôpital Boucicaut, nous a accueilli dans son service de l'hôpital Saint-Antoine, avec une bienveillance toute particulière et nous a donné depuis de nombreuses marques de sympathie. Nous le remercions bien vivement de nous avoir permis de profiter de son remarquable enseignement d'anatomie pathologique et de clinique générale.

Auprès de M. le Professeur LANDOUZY, nous avons appris à aimer la pathologie générale et l'art difficile de la thérapeutique clinique. Nous garderons toujours un souvenir respectueux et reconnaissant de notre Maître, et nous le prions d'accepter nos plus vifs remerciements pour la bienveillance dont il nous a favorisé.

M. le Professeur JOFFROY nous a fait l'honneur de nous accepter à titre provisoire, pendant deux mois, pour remplir les fonctions d'interne dans son service de clinique des maladies mentales. C'est une faveur dont nous le remercions bien vivement.

Que M. le Professeur GRANCHER veuille bien nous permettre de lui témoigner notre gratitude pour le précieux enseignement que. nous avons reçu dans son service de l'hôpital des Enfants-Malades.

Nous prions également M. le Professeur PINARD, M. le D<sup>r</sup> MARFAN, professeur agrégé, et M. le D<sup>r</sup> RENAULT, chef de clinique de la Faculté, d'accepter l'expression de notre reconnaissance pour leurs excellentes leçons.

Nous n'avons garde d'omettre de rendre un pieux hommage à la mémoire de M. le D<sup>r</sup> O. DU MESNIL, médecin en chef de l'Asile national de Vincennes, auprès de qui nous reçûmes un accueil si sympathique.

M. le Professeur TILLAUX, membre de l'Académie de médecine, chirurgien de l'hôpital de la Charité, officier de la Légion d'honneur, nous a fait, en acceptant la présidence de notre thèse, un honneur recherché auquel nous n'osions prétendre. Nous le prions d'agréer l'hommage de notre respectueuse reconnaissance.

D<sup>r</sup> A. SAINT-HILAIRE.

Paris, le 24 octobre 1898.

# Considérations préliminaires. — Plan d'exposition.

C'est en vain que, dans tous les traités de pathologie externe et même dans les ouvrages spécialement consacrés à l'étude des maladies des organes génito-urinaires, nous avons cherché, au chapitre ayant trait aux fistules uréthro-péniennes, une description qui pût s'appliquer à la variété de fistules que nous avons en vue dans notre travail.

Les fistules uréthro-péniennes y sont en effet l'objet d'une description commune, quelle que soit la cause qui les ait produites : qu'elles succèdent à une plaie, à un traumatisme, à un rétrécissement, à un calcul de l'urèthre, à des abcès péri-uréthraux, ou qu'elles soient consécutives à une folliculite blennorrhagique, à un chancre simple ou à la syphilis.

Cette coutume de ramener toutes les fistules uréthro-péniennes à un type réunissant les caractères propres à chacune, et ne pouvant par suite, s'appliquer à aucune en particulier, nous paraît une source d'erreurs.

Nées de processus bien différents, ces fistules se distinguent les unes des autres par leur siège plus spécial, leur forme, leur étendue, leur trajet et aussi par le traitement dont elles sont justiciables.

Notre critique peut s'appliquer même à des fistules

ayant une origine presque commune, pourrait-on dire : nous voulons parler de celles qui sont consécutives aux maladies vénériennes : blennorrhagie, chancre mou, syphilis.

Rien de semblable, en effet, ainsi que nous le verrons, dans les fistules qu'on observe à la suite de la blennorrhagie et dans celles qui sont dues à une ulcération chancreuse ou syphilitique.

Or, parmi les fistules uréthro-péniennes, on ne peut nous refuser que ces dernières sont très importantes, tant par leur fréquence relative, que par les dégâts souvent considérables qui accompagnent leur formation, et les difformités péniennes qui peuvent en être la conséquence.

On peut donc s'étonner à bon droit que, dans l'étiologie générale des fistules uréthro-péniennes, on trouve le chancre simple et la syphilis cités en dernier lieu, comme des causes rares, et, sans plus y revenir, surtout si l'on considère que, *seules entre toutes, ces causes sont absolument spéciales aux fistules de la portion pénienne de l'urèthre.*

Pour toutes ces raisons, il nous a semblé que les fistules dues au chancre mou et à la syphilis méritaient plus qu'une simple mention, et qu'elles étaient dignes d'une étude spéciale.

A part la communication faite le 10 avril 1890 à la Société française de dermatologie et de syphiligraphie par M. le D<sup>r</sup> Humbert, nous ne pensons pas qu'il ait jamais été fait un travail d'ensemble sur ces fistules.

Cette dernière considération, et la place importante qu'occupent ces lésions dans la pathologie chirurgicale de l'urèthre, nous a encouragé à entreprendre ce travail.

Bien que le chancre simple et la syphilis soient séparés par l'abîme insondable qui existe entre un accident purement local et une maladie grave, dont le retentissement se fait sentir dans l'organisme tout entier, nous nous sommes cru en droit de réunir dans une même étude ces deux affections vénériennes en raison des analogies que présentent les fistules auxquelles elles peuvent donner naissance.

Nous verrons dans la suite, combien de caractères communs se retrouvent dans ces lésions, et combien même il est parfois difficile. presque impossible, de pouvoir dire, à la simple inspection, si l'on se trouve en présence d'une fistule ayant succédé à un chancre simple ou à une ulcération syphilitique.

Nous diviserons notre étude en six chapitres :

### Chapitre I

Dans ce premier chapitre. nous ferons l'énumération rapide des *causes des fistules uréthro-péniennes* et nous indiquerons *leur fréquence respective.*

### Chapitre II

Cette deuxième partie sera entièrement consacrée à *l'étiologie des fistules péniennes d'origine chancreuse et syphilitique,* ainsi qu'à leur *pathogénie.*

### Chapitre III

Les différentes *variétés de fistules consécutives au chancre mou et à la syphilis* seront étudiées dans ce chapitre III.

Nous indiquerons, en quelques mots, la *pathogénie* propre à quelques-unes de ces variétés, et les accidents qui donnent plus spécialement lieu à chacune d'elles.

### Chapitre IV

Nous décrirons à cette place les *caractères généraux*, *l'anatomie pathologique* de ces fistules et les *mutilations péniennes* dont elles sont parfois accompagnées. Nous indiquerons les caractères qui les différencient des fistules de la blennorrhagie.

### Chapitre V

*Symptômes. — Diagnostic. — Pronostic.*

### Chapitre VI

Dans ce chapitre consacré au *Traitement*, nous envisagerons dans un premier paragraphe les conditions qui peuvent rendre ce traitement difficile et souvent infructueux, les causes particulières qui s'opposent parfois à leur guérison, et enfin le *traitement préliminaire* qu'on doit faire subir au malade avant de tenter l'occlusion de la fistule.

Le deuxième paragraphe comprendra l'exposé des diverses méthodes de traitement employées pour guérir les fistules péniennes et leur application aux fistules qui sont l'objet de notre travail.

Enfin, nous résumerons dans des *Conclusions* les points principaux de notre étude.

# CHAPITRE PREMIER

## Causes des fistules uréthro-péniennes. —
## Leur fréquence respective.

Les fistules uréthro-péniennes peuvent succéder à deux ordres de causes

a) *Causes d'ordre mécanique;*

b) *Causes d'origine inflammatoire.*

Disons de suite que les secondes ont le rôle le plus important dans leur étiologie.

### A. — Causes d'ordre mécanique

a) **Plaies simples ou contuses.** — Parmi les plaies simples, nous distinguerons les *piqûres*, et les *sections nettes, plaies par instruments tranchants.*

Les *piqûres* de la portion pénienne de l'urèthre sont en général peu graves. Les corps ou les instruments piquants qui produisent ces lésions écartent les tissus : mais, l'élasticité de ces derniers fait qu'ils reviennent sur eux-mêmes et s'opposent ainsi à l'infiltration de l'urine dans leur épaisseur.

Aussi, les fistules succédant à ce genre de blessures sont extrêmement rares.

Les *sections nettes* produites par des instruments tranchants peuvent intéresser le canal de l'urèthre, surtout
lorsque la section porte sur la verge pendant une érection.
Elles peuvent aussi être produites dans un but opératoire
(uréthrotomie externe). Il peut alors arriver deux choses :
tantôt, malgré la suture qui a rapproché les lèvres de la
plaie et la sonde mise à demeure, l'urine va se frayer un
passage entre la sonde et les parois du canal : la plaie va
devenir fistuleuse : tantôt, la cicatrisation de la peau est
complète, mais on s'aperçoit, après avoir enlevé la sonde,
qu'un abcès se forme au niveau des parois de l'urèthre :
la cicatrice cutanée encore faible, se déchire, et une fistule s'établit. L'urine, par sa présence, s'est opposée à la
réunion des deux portions séparées de l'urèthre et a causé
l'abcès en question ; ou cet abcès est dû à une infection de
la plaie par la sonde à demeure.

Les *plaies contuses* peuvent amener une perte de substance immédiate ; ou bien cette perte de substance peut
avoir pour origine la chute d'eschares.

Ces plaies sont relativement peu communes. On comprend en effet facilement que la verge, ordinairement
en état de flaccidité, grâce à son extrême mobilité, se dérobe
facilement aux chocs.

Il faut d'ailleurs que la contusion soit assez violente
pour qu'elle intéresse le canal.

On a vu ces plaies contuses être produites par un pro-
jectile d'armes à feu. Dieffenbach (1) rapporte une curieuse
histoire de fistule uréthro-pénienne consécutive à un coup

---

(1) DIEFFENBACH. *Gazette médicale*, 1836.

de feu : un officier russe, étendu sur le pont de son navire, dans le décubitus dorsal, à un moment où il avait la verge en érection, fut attaqué par des pirates. Une balle lui enleva une portion notable de la paroi inférieure de l'urèthre, produisant une large fistule.

Ce sont là des cas, il faut bien l'avouer, qui n'ont d'intérêt que par leur extrême rareté.

*La rupture de l'urèthre* a pu dans certains cas amener secondairement la production d'une fistule pénienne.

b) **La constriction de la verge par un lien circulaire ou un anneau.** — Ce n'est là, en somme, qu'une forme de contusion.

« Un enfant par étourderie, un adulte par fantaisie érotique, ont passé leur verge dans un anneau ou l'ont serrée d'un lien circulaire » (1). La constriction amène de la gangrène par obstacle à la circulation et une perforation succède à la chute d'une eschare.

Bien que des cas de ce genre ne soient pas très rares dans la littérature médicale, Ricord (2), Gagnon (3), Verneuil (4), Robert (5), en ont rapporté des exemples, il faut avouer qu'on ne saurait attribuer à l'étranglement de la verge par un lien circulaire, qu'une importance secondaire dans l'étiologie des fistules uréthro-péniennes.

---

(1) FORGUE. *Traité de chirurgie* Duplay-Reclus, p. 970.
(2) RICORD. *Bulletin général de thérap.*, 1840.
(3) GAGNON. *Union médicale*, 1861.
(4) VERNEUIL. *Gazette hebdomadaire*, 1862.
(5) ROBERT. Mémoire sur les fistules uréthro-péniennes. in *Annales des maladies génito-urinaires*, 1885.

c) *Les déchirures de l'urèthre par un calcul
anguleux; des ulcérations déterminées par une
sonde à demeure; des corps étrangers introduits
dans l'urèthre, chez des érotiques, ont parfois
occasionné des fistules péniennes avec perte de
substance.* — Il en est de même de certaines ulcérations
consécutives à des tentatives malheureuses de cathétérisme.

Ce sont là des faits exceptionnels.


### B. — Causes d'origine inflammatoire

a) *Abcès urineux.* — « On voit quelquefois se développer sur la portion libre de la verge des abcès multiples, formant de petites nodosités dures, indolentes,
adhérentes à l'urèthre et recouvertes par une peau saine ;
quelquefois susceptibles de se résorber, d'autres fois, ils
s'enflamment, s'ouvrent à la peau et donnent lieu à une
fistule urinaire pénienne » (1).

Les fistules consécutives aux vrais abcès urineux sont
rares dans cette portion de l'urèthre ; bien plus souvent,
ces abcès siègent au périnée, et appartiennent surtout à
l'étiologie des fistules uréthro-périnéo-scrotales. .

b) *Le cancer de la verge* a été cité comme pouvant entraîner la formation d'une fistule. C'est une complication assez rare. Demarquay, cité par Monod (2), ne l'a
observé que 2 fois sur 112 observations de cancer du pénis.

---

(1) Bouilly. *Manuel de pathologie externe*, t. IV, p. 179.
(2) Monod. *Dictionnaire des sciences médicales*, art. fistules urinaires.

c) **_Les rétrécissements de l'urèthre,_** qu'ils soient congénitaux ou accidentels, inflammatoires ou cicatriciels, en gênant l'émission des urines ou l'empêchant totalement, peuvent produire des ruptures du canal, en arrière du point où ils siègent.

Les fistules consécutives aux rétrécissements sont plus fréquentes au périnée et au scrotum qu'à la verge.

d) **_Maladies vénériennes._** — Les principaux facteurs des fistules péniennes sont les maladies vénériennes.

La _blennorrhagie_, surtout la _blennorrhagie chronique_, détermine parfois des abcès péri-uréthraux, dont le siège le plus fréquent est au niveau de la fosse naviculaire, de chaque côté du frein. L'abcès peut s'ouvrir soit au dehors, du côté de la peau, soit au dedans, du côté de l'urèthre. Le plus souvent l'abcès s'ouvre au dehors, et la guérison s'effectue sans autre accident. Si le pus vient se faire jour dans l'urèthre, « il se produit d'abord une sorte de fistule borgne interne, dans laquelle un peu d'urine s'introduit à chaque miction, et ne tarde pas à déterminer par son contact irritant l'inflammation secondaire du sac fistuleux, et par suite la perforation de la muqueuse. De là la formation d'une fistule urinaire complète par où s'échappe une partie de l'urine destinée à passer par le méat » (1).

La suppuration des glandules de l'urèthre est parfois en cause : « dans un canal atteint de blennorragie chronique, parfois serré de menues brides, plus rarement au cours d'une inflammation aiguë, l'uréthrite folliculaire

_______

(1) Langlebert. Maladies vénériennes, chap. v, p. 40 et 41.

se propage à l'atmosphère celluleuse ambiante. Un noyau de périfolliculite se forme, se ramollit, s'ouvre et souvent demeure fistuleux. Englisch a soutenu avec quelque raison que cette terminaison s'observe surtout chez les sujets tuberculeux » (1). Nous pensons que *c'est surtout au périnée, au scrotum, bien plus souvent qu'au pénis que s'observent les fistules d'origine blennorrhagique.*

Il nous reste à parler des *perforations de l'urèthre pénien consécutives au chancre simple et à la syphilis.*

*Ce sont les plus communes.*

Ces dernières causes et les fistules qu'elles produisent formant le sujet de notre étude, nous ne faisons que les mentionner à la fin de ce chapitre, nous réservant de leur consacrer dans le chapitre II les développements qu'elles méritent.

Nous ferons cependant remarquer que *de toutes les causes que nous venons d'énumérer, ces deux maladies vénériennes sont les seules qui soient absolument spéciales aux fistules de l'urèthre pénien proprement dit.* Nous ne connaissons pas d'exemple de chancres ou de syphilomes ayant occasionné une fistule des portions membraneuse ou prostatique, et même de la partie spongieuse correspondant aux bourses.

Il est vrai de dire que ces accidents sont à peu près inconnus au niveau de l'urèthre membraneux et prostatique.

Quant à la portion scrotale du canal on conçoit difficilement qu'elle puisse être atteinte par une ulcération syphilitique ou chancreuse de la peau des bourses.

---

(1) Forgue. Traité de Chirurgie Duplay-Reclus, t. VII, p. 970.

# CHAPITRE II

## Fistules uréthro-péniennes consécutives au chancre simple et à la syphilis.

### ÉTIOLOGIE — PATHOGÉNIE

Les maladies vénériennes sont, avons-nous dit, l'origine habituelle des fistules uréthro-péniennes, et parmi ces affections, le chancre simple et la syphilis en sont les causes principales. La blennorrhagie, en effet, affectionne plus particulièrement le périnée et le scrotum quand elle produit de semblables lésions.

La chancrelle et les syphilomes, au contraire, lorsqu'ils intéressent l'urèthre dans les dégâts qu'ils occasionnent, ne franchissent jamais la partie de la verge située en avant des bourses, c'est-à-dire le pénis proprement dit.

Nous allons voir comment ces deux affections vénériennes qui évoluent si fréquemment sans laisser sur la verge de traces appréciables ou, tout au moins, sans causer des désordres importants dans les tissus de cet organe, peuvent sous certaines influences prendre un marche particulièrement grave et donner lieu à des fistules urinaires.

## A. — Chancre simple

Disons tout d'abord, pour ce qui est du chancre simple, qu'il est assez exceptionnel qu'il aboutisse à une perforation de l'urèthre s'il n'est pas *compliqué*.

Or parmi les facteurs qui aggravent le pronostic de cet accident, bénin dans la majorité des cas, deux, ont en ce qui nous concerne, une importance capitale :

a) *Le siège du chancre ;*

b) *Le terrain sur lequel il évolue.*

Chez l'homme, le chancre simple occupe le plus souvent la rainure glando-préputiale et le frein.

Or, ces deux localisations favorites de la chancrelle sont précisément celles où cet accident affecte les formes les plus graves, et correspondent au siège le plus fréquent des fistules qu'il laisse parfois à sa suite.

*a) Chancre sous-préputial (gangréneux).* — La plupart des fistules consécutives au chancre simple sont dues à cette variété. On sait en effet, avec quelle rapidité le chancre mou sous-préputial, chancre de la rainure, devient gangréneux, et quelles mutilations du prépuce et du gland peuvent en être la conséquence. Le plus souvent, le chancre qui siège à ce niveau n'est pas isolé. On en rencontre plusieurs. Grâce à leur tendance remarquable à s'enflammer, à s'élargir et à se creuser, ils peuvent en se réunissant convertir la rainure en une vaste ulcération entamant profondément les tissus et atteignant parfois l'urèthre sur les parties latérales. « C'est surtout chez les

« sujets qui ont un phimosis naturel, ou qui, pouvant
« découvrir le gland, ont néanmoins un prépuce anorma-
« lement prolongé, que s'observe cette complication du
« chancre sous-préputial ». (1)

Souvent même les dégâts de la gangrène ne se limitent
pas à la simple perforation de l'urèthre. La verge est
détruite partiellement, et comme amputée.

Dans tous les cas, lorsque le chancre simple sous-préputial se complique de gangrène, il est rare que le canal
soit respecté, et la perte de substance de ce dernier est
généralement en rapport avec l'étendue de celle de la
verge.

Vidal (1) a vu un malade chez lequel la gangrène,
compliquant un chancre sous-préputial, amputa la verge
un peu en avant des bourses.

Lorsque les chancres sous-préputiaux limitent leur
action destructive à une simple perforation du canal avec
perte de substance du gland, ils donnent lieu à une
variété spéciale de fistules dont nous reparlerons.

Il est d'autres sièges que la rainure glando-préputiale
où le chancre simple, bien qu'évoluant moins bruyam-
ment et n'occasionnant que rarement des désordres étendus, peut néanmoins être l'origine d'une fistule pénienne :
tout chancre siégeant dans le voisinage du canal peut, à
un moment donné, détruire ses parois et déterminer une
fistule.

Nous avons à peine besoin de faire remarquer qu'un
chancre du dos de la verge, qu'il soit simple ou infectant,

---

(1) Vidal. Maladies vénériennes, p. 156.

A. Saint-Hilaire. 2

et indépendamment de toute complication pouvant se rattacher à l'état général du malade, aura moins de chances d'intéresser le canal dans son action destructive qu'une ulcération de même nature localisée à la face inférieure de l'organe, car il devrait pour ainsi dire amputer la verge pour atteindre ce canal.

La différence de structure des tissus situés au-dessus de l'urèthre, et de ceux sur lesquels il repose, est une autre raison qui explique l'extrême rareté des fistules siégeant à la face dorsale du pénis.

Sous les téguments de la face supérieure, en effet, nous trouvons les corps caverneux, en partie constitués de tractus fibreux et protégés eux-mêmes par une membrane fibreuse également, résistante : l'albuginée ; et, dans l'angle formé par leur adossement, l'urèthre, dans sa gaine spongieuse.

Du côté de la face inférieure du pénis, au contraire : le corps spongieux faiblement protégé par sa mince enveloppe musculaire, et à son centre, l'urèthre qui se trouve là pour ainsi dire « à fleur de peau ».

Les fistules d'origine chancreuse siègent fréquemment près du frein. La fréquence de l'ulcération virulente dans cette région, et le peu d'épaisseur des parois, rendent compte de cette particularité.

*Le chancre du frein,* le plus fréquent peut-être après le chancre de la rainure, occupe en général un ou les deux côtés de l'organe, ou son bord libre.

Dans les deux premiers cas, il aboutit d'ordinaire à la perforation du filet, occasionnant même parfois une hémorrhagie rebelle en sectionnant l'artère qui l'irrigue.

En raison même de ce siège au niveau du frein, il se trouve soumis à diverses causes irritatives (frottements dans la marche, contact de l'urine). L'ulcération qui le constitue s'enflamme facilement, détruit le filet, envahit les couches profondes; on voit alors, « moitié sur le prépuce et moitié sur le gland, un sillon occupant la ligne médiane sur l'emplacement du filet, sillon d'abord superficiel. C'est la partie de ce sillon attenante au gland que les progrès de la maladie rendent quelquefois de plus en plus profonde et c'est à ce niveau qu'on voit alors le chancre pénétrer jusque dans l'urèthre après en avoir détruit la paroi inférieure dans une étendue plus ou moins grande » (1).

Le chancre qui a son siège au niveau *du bord libre*, peut également, en creusant entre les deux feuillets du frein, s'ouvrir une voie jusqu'à l'urèthre.

La perforation dans ces deux derniers cas se fait au niveau de la fosse naviculaire, constituant ainsi un hypospadias accidentel.

*Les chancres simples de l'urèthre*, enfin, doivent aussi être signalés comme causes de fistules uréthro-péniennes. « Le chancre simple de l'urèthre n'est pas rare, il est situé dans la fosse naviculaire et s'accompagne d'une abondante suppuration » (2). Il arrive qu'il détermine des fistules soit en usant peu à peu par ulcération les parois du canal, soit en étant le point de départ d'abcès péri-uré-

---

(1) ROLLET. Traité des maladies vénériennes. Paris, 1875.

(2) BALZER. Traité de médecine et de thérapeutique. (BROUARDEL-GILBERT), *Article chancre simple*, t. II, p. 414.

thraux dont la conséquence peut être une perforation de l'urèthre (1).

C'est là une terminaison assez rare du chancre simple uréthral non phagédénique. Le trajet fistuleux, dans ce cas, se forme de dedans en dehors.

Il nous reste enfin, pour faire un exposé complet de la part qui revient au chancre simple dans l'étiologie des fistules uréthro-péniennes, à parler d'une complication engendrée, non plus seulement par des causes locales, mais par certaines diathèses. Nous voulons désigner le phagédénisme.

*b) Chancres simples phagédéniques.* — La plupart des auteurs qui citent les chancres (simples ou infectants) parmi les causes originelles des fistules de l'urèthre, font jouer au phagédénisme un rôle de premier ordre dans la genèse de ces lésions. Si, ainsi que nous le verrons, cela peut être vrai en ce qui concerne les syphilomes, nous ne pensons pas qu'il en soit ainsi du phagédénisme du chancre mou.

Le phagédénisme du chancre simple ne dépasse généralement pas en profondeur les aponévroses, il est surtout décorticant. il tend à gagner en surface.

Le phagédénisme n'a donc de gravité (au point de vue spécial d'une perforation possible de l'urèthre) qu'autant que le chancre qu'il complique est voisin du canal.

C'est presque exclusivement dans le cas où le chancre phagédénique occupait la face inférieure de la verge, qu'on

---

(1) Cocteau. Fistules uréthrales chez l'homme. *Thèse d'agrégation.* Paris, 1869.

a noté la perforation, ou la destruction des parois du canal dans une étendue plus ou moins grande. Aussi donnons-nous la plus large place au siège de l'accident primitif dans la question du pronostic local.

Le phagédénisme du chancre simple est, du reste, beaucoup plus rare qu'autrefois. Cela tient d'abord à la moindre fréquence de la chancrelle, et ensuite à ce que, ayant appris à soigner cette affection mieux qu'on ne le faisait jadis, on peut, dans la plupart des cas, éviter cette grave complication.

Sur un total de 650 chancres environ traités dans son service de l'hôpital Ricord, pendant une période de 5 années, M. le Dʳ Humbert nous a dit ne l'avoir observé que 3 fois.

Nous-même, durant l'année qui vient de s'écouler, n'en avons vu qu'un seul cas dans ce même service. Encore nous a-t-il semblé, dans le cas présent (Obs. I), avoir plutôt affaire à un chancre tout simplement ulcéré, enflammé ou légèrement infecté, qu'à un chancre véritablement phagédénique.

En voici l'observation :


OBSERVATION I (Personnelle).

Edouard D..., 31 ans. Profession : garçon d'hôtel ; entré le 1ᵉʳ septembre 1898 à l'hôpital Ricord dans le service de M. le Dʳ Humbert, salle I, lit nº 27.

Edouard D... est de constitution robuste. Il ne possède aucun antécédent pathologique héréditaire. Lui-même dit n'avoir jamais été malade.

Quelques habitudes d'alcoolisme.

Comme antécédents vénériens, Edouard D... contracta une blennorrhagie à l'âge de 19 ans, en 1886. Cette blennorrhagie assez violente se compliqua de cystite.

Soigné à Bordeaux, où il se trouvait à cette époque, il commit quelques imprudences pendant son traitement, et la blennorrhagie devint chronique.

L'écoulement qui ne consistait plus qu'en une goutte matinale, reparaissait plus abondant à chaque excès de régime ou chaque fois que le malade avait des rapports avec une femme.

En 1890, il a des végétations sur le gland.

L'ablation de ces végétations fut faite dans une clinique, à Bordeaux.

En 1895, il y a 3 ans, notre malade sur le conseil d'un pharmacien, se fit, pour se débarrasser de sa blennorrhagie chronique, une injection d'alcool camphré dans le canal.

Le lendemain il ne put uriner.

Très effrayé, il se rend à la consultation d'un hôpital de Bordeaux où, après plusieurs tentatives de cathétérisme, on réussit à vider sa vessie.

Le chirurgien qui l'examina ayant constaté un rétrécissement, admit Edouard D... dans son service. Il lui fit une uréthrotomie interne et lui appliqua une sonde à demeure pendant 3 jours après l'opération.

Le jour où la sonde fut enlevée il eut une uréthrorrhagie abondante à la suite d'une érection.

Des injections d'eau boriquée chaude firent cesser l'hémorrhagie.

Le malade sortit de l'hôpital, urinant sans difficulté, mais ayant conservé sa goutte militaire.

Depuis sa sortie de l'hôpital, Edouard D... a conservé l'habitude de se passer de temps en temps une bougie dans le canal.

Il y a 1 mois et demi, le malade, venu à Paris, coucha avec une femme de rencontre.

Douze jours après il remarque sur la verge deux boutons, l'un sur le fourreau, l'autre au niveau de l'insertion du filet sur le gland. Ces deux boutons ne tardent pas à s'ulcérer, et le malade se fait un pansement avec de la poudre de calomel.

Le 1<sup>er</sup> septembre dernier, il se présente à la consultation de M. le D<sup>r</sup> Humbert à l'hôpital Ricord. On constate sur le fourreau un chancre mou en voie de cicatrisation. Un autre chancre de même nature, enflammé, à bords rouges, entamant assez profondément les tissus sous-jacents, et de la dimension d'une pièce de cinquante centimes, existe au niveau de la face inférieure du gland.

Nous constatons en même temps que Edouard D... est un hypospade. L'hypospadias est situé à 3 millimètres en arrière d'un méat bien conformé mais auquel fait suite un cul-de-sac sans communication avec l'urèthre, de 2 millimètres de profondeur. Le malade est admis dans la salle n° I.

Pansement du chancre avec la poudre d'iodoforme.

2 *sept.* — Le chancre du fourreau est presque cicatrisé.

Le chancre de la face inférieure du gland a progressé en étendue et en profondeur, et l'ulcération tend à gagner vers l'orifice anormal de l'urèthre.

5 *sept.* — Cicatrisation complète du chancre du fourreau.

L'ulcération du gland qui n'a pas progressé depuis le 2 septembre en étendue, s'est considérablement creusée à son centre.

6 *sept.* — *Perforation de l'urèthre par où suinte l'urine* au moment de la miction, laquelle se fait toujours par l'hypospadias.

7 *sept.* — La perforation de l'urèthre est très visible et peut livrer passage à un stylet.

L'urine, qui hier encore ne s'écoulait que goutte à goutte par cet orifice, jaillit maintenant à la fois par la perforation et par l'hypospadias.

10 *sept.* — La perforation de l'urèthre s'est agrandie et n'est plus séparée de l'hypospadias que par une mince bandelette de tissu spongieux. La miction se fait en totalité par la fistule.

12 *sept.* — Tout l'urèthre est détruit, de l'ouverture hypospadiane maintenant confondue avec l'orifice fistuleux, jusqu'à la couronne du gland. Le filet est sectionné.

On a fait au malade, depuis son entrée dans le service, des pansements à l'iodoforme qui ont été renouvelés deux fois par jour.

Voici quel est l'état actuel des lésions que l'on observe sur la verge de notre malade.

Il existe sur la face inférieure du gland une ulcération à contours irréguliers, de forme à peu près circulaire, d'aspect granulant, ayant à peu près les dimensions d'une pièce de 5 centimes, et se prolongeant en bas sur le prépuce, au niveau de l'insertion du filet qui est détruit.

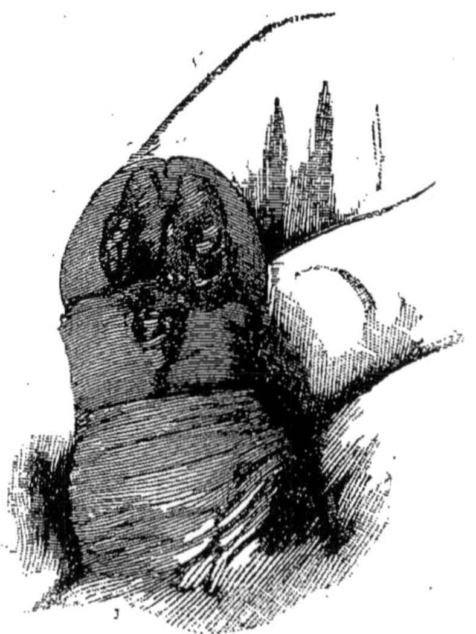

Fig. 1. — Destruction de l'urèthre balanique par un chancre mou phagédénique (?) de la face inférieure du gland (d'après une photographie. — Obs. I).

Cette ulcération a produit une perte de substance de la face inférieure du gland, au fond de laquelle s'aperçoit une sorte de gouttière représentant les vestiges de l'urèthre balanique qui a été détruit en totalité.

Le canal s'ouvre au niveau de la couronne, et au fond de la plaie, par un orifice triangulaire.

Le prépuce, qui n'est plus soutenu, retombe en bas sur le corps de la verge.

Le méat imperforé situé à l'extrémité du gland est intact.

La planche I est une reproduction très exacte de la photographie que nous possédons de la verge de notre malade.

## B. — SYPHILIS.

Les fistules d'origine syphilitique peuvent se produire à toutes les périodes de la maladie. Il est à noter cependant qu'on les observe le plus communément de bonne heure, dans la première année, les premiers mois de la syphilis, et parfois même dès l'accident primitif.

Les perforations de l'urèthre d'origine syphilitique reconnaissent pour causes :

a) Des *syphilomes ulcéreux (primitifs, secondaires, tertiaires)* ;

b) Des *syphilomes phagédéniques* ou *gangreneux*.

a) **Syphilomes ulcéreux.** — Ce que nous avons dit au sujet du chancre simple, de l'importance dans la production des fistules, du siège occupé par l'ulcération vénérienne, en raison des causes irritatives locales auxquelles elle est exposée, nous dispense d'y insister à nouveau à propos du chancre syphilitique.

Sous l'influence de ces causes, on peut observer les phénomènes suivants :

Le chancre infectant, au lieu d'évoluer vers la résolution et la cicatrisation, s'ulcère. Il creuse d'abord aux dépens de l'induration qu'il a créée.

Il peut ne pas dépasser ses limites, mais, le plus souvent, quand il a pris une telle marche, on voit l'ulcération gagner les tissus sous-jacents et causer dans leur épaisseur des pertes de substance dont la profondeur, variable suivant les cas, peut être considérable. Il est rare alors que l'urèthre soit respecté : une fistule laissant passer une quantité d'urine plus ou moins grande, au moment de la miction, en est la conséquence.

On conçoit que ces lésions s'observeront de préférence à la suite d'un *chancre syphilitique du frein*, soumis par sa situation à des tiraillements répétés pendant l'érection, aux frottements pendant la marche, etc..., et dont un résultat très fréquent est la perforation du frein ou sa destruction.

O'Farril (1) a décrit sous le nom de *chancro en ojo de puente* (chancre en arche de pont) une variété de chancre du frein, dont on peut se rendre compte, dit-il, en traversant avec un bistouri la base du frein, et en sectionnant le bord libre du prépuce. Le travail d'ulcération, après avoir détruit le frein, se propage parfois aux parois de l'urèthre qui sont détruites au point qu'il en peut résulter un hypospadias. Ces chancres commencent habituellement par le côté gauche, ce qui, d'après l'auteur, est rapport avec le coït. Ceux dont le frein est très court sont plus exposés que les autres à cette variété de chancre, par suite de la saillie qui en résulte pendant l'érection (O'Farril).

Nous avons eu l'occasion d'observer le processus ulcé-

______

(1) O'Farril. *Annales de dermatologie*, 1892, p. 337, et *Boletin medico de Puebla*, 1891, n° 4.

ratif dont nous parlions plus haut chez un malade du service de M. le D^r Queyrat à l'hôpital Ricord.

Chez ce malade, un chancre syphilitique de la face inférieure du gland, ulcéré probablement par les causes irritatives inhérentes à son siège, a produit une fistule uréthrale à 1/2 centimètre en arrière du méat.

Observation II (Personnelle).

Henri H..., 47 ans, emballeur. Pas d'antécédents pathologiques héréditaires.

Pas d'antécédents pathologiques personnels ; n'a jamais eu de maladie vénérienne, avant la syphilis qui l'amène à l'hôpital.

Constitution robuste. Ethylisme.

Vers le 5 septembre dernier, trois semaines environ après un coït suspect, le malade constate, sur la face inférieure du gland, au niveau où se fait l'insertion du frein, et un peu à droite, un bouton qui ne tarde pas à s'ulcérer.

Il vient une première fois à la consultation de M. le D^r Renault, à l'hôpital Ricord, le 8 septembre.

On lui prescrit d'appliquer sur l'ulcération une pommade au calomel.

16 *sept.* — 8 jours après, Henri H... vient de nouveau se présenter à la consultation externe, et on constate une roséole très nette.

Le chancre dont l'ulcération s'étend maintenant du frein à un demi-centimètre en arrière du méat est à bords indurés, saillants. Le diagnostic syphilis est porté, et on ordonne au malade un traitement antisyphilitique.

25 *sept.* — Le malade est admis dans le service de M. le D^r Queyrat à l'hôpital Ricord.

Nous constatons que le chancre, à sa partie antérieure, a creusé un petit trajet fistuleux qui s'ouvre dans l'urèthre. Un stylet introduit par la perforation uréthrale ressort obliquement par le méat.

L'urine, au moment des mictions, s'écoule à la fois par le méat et par la fistule sous la forme de deux jets de volume égal.

Nous constatons sur les membres et le thorax du malade des syphilides maculeuses disséminées.

Plaques muqueuses de la gorge.

*Traitement.* — Bains de verge. Aristol. 2 pilules de protoiodure d'hydragyre.


Le *chancre larvé, endo-uréthral* exposé au contact continuel de l'urine, ou coïncidant avec un écoulement blennorrhagique, et dont l'ulcération offre une porte d'entrée facile aux agents de l'inflammation, peut également creuser un trajet fistuleux complet, ou être le point de départ d'un abcès péri-uréthral dont le résultat sera, de même, une fistule uréthrale.

Nous avons observé un cas de fistule uréthrale ayant eu un semblable processus chez un malade dont nous donnons ci-après l'observation.

Ce malade, porteur d'un chancre syphilitique de la fosse naviculaire, s'introduisit une sonde dans le canal dans le but de le dilater. Le chancre ulcéré, et infecté peut-être par la sonde d'une propreté douteuse, fut, après avoir détruit la paroi du canal, le point de départ d'un abcès gangréneux du corps caverneux droit, qui s'ouvrit à côté du frein, laissant une fistule uréthrale avec perte de substance.


La première partie de cette observation rédigée par M. Pelisse, interne du service du D<sup>r</sup> Humbert à l'hôpital

Ricord, a déjà été publiée dans la thèse du Dr BELLET (Contribution à l'Étude du chancre, Obs. III. *Thèse,* Paris, juillet, 1898).

*(La seconde partie nous est personnelle).*

### OBSERVATION III

*Chancre uréthral induré.*

Burgard B..., ouvrier ébéniste, âgé de 39 ans, entre à l'hôpital du Midi (salle 4, n° 5), le 2 juin 1898.

Constitution robuste, tempérament nerveux, pas alcoolique, mais très fumeur.

A eu un érysipèle de la face en 1893 et un autre en 1894.

Comme antécédents vénériens : blennorrhagie à 21 ans, guérie au bout de 2 mois. Depuis cette époque, aucun accident vénérien. Jamais de chancres. Phimosis très étroit.

Avant de venir à Paris, le malade travaillait dans le département de la Loire à la menuiserie, il était marié et père d'un petit garçon de 3 ans et demi, bien portant.

Il laissa sa femme et son enfant dans la Loire et vint à Paris au commencement de mars ; il était bon ouvrier et, pour gagner plus d'argent, il était venu se fixer à Paris. Il fit d'abord la connaissance d'une jeune femme vers la fin de mars, puis d'une autre vers la fin d'avril. Ce fut vers le 15 mai que le malade s'aperçut de son mal. Il prétend que la femme avec laquelle il eut un rapport était très étroite et qu'il s'écorcha.

Le mal débuta par une douleur assez vive vers l'extrémité de la verge ; cette douleur était plus vive au moment de la miction et de l'érection ; le malade eut même de la difficulté à uriner, et alla consulter un pharmacien qui lui conseilla de se dilater le canal avec une bougie n° 4 et de faire des injections avec du vin aromatique.

Il sortit alors un écoulement peu abondant, de couleur jaunâtre, avec quelques stries de sang ; en même temps il eut une difficulté plus grande pour uriner, si bien que le malade se décida à aller le 1er juin à la consultation à l'hôpital Necker. On lui dit qu'il avait un abcès uréthral et un chancre induré endo-uréthral, et on l'envoya à l'hôpital Ricord où il fut admis le 2 juin.

*2 juin*. — A ce moment la douleur était très vive, le malade pouvait à peine marcher et en même temps accusait une difficulté assez grande pour uriner ; le soir même, il eut un écoulement assez abondant de sang.

Puis dans la nuit, voulant retourner aux cabinets pour uriner, il eut une hémorrhagie très abondante (le malade évalue la quantité à un demi-litre), et on fut obligé de le porter dans son lit.

Le lendemain matin, le malade éprouva une violente envie d'uriner qu'il lui fut impossible de satisfaire. L'interne de garde fit une injection tiède dans son urèthre pour le débarrasser des caillots, puis passa une sonde n° 10 ; le cathétérisme suffit à désagréger les caillots ou à vaincre le spasme, et le malade put uriner. Puis, comme l'uréthrorrhagie se reproduisait, il fit un pansement compressif de la verge.

A la visite, nous fîmes défaire le pansement et constatâmes l'état suivant : le gland est absolument recouvert par un prépuce allongé et œdématié. Le pénis est tuméfié et très volumineux. L'ouverture préputiale est recouverte decaillots ; après un premier nettoyage nous constatons un phimosis très serré ; c'est à peine si en faisant décalotter le malade, on peut apercevoir l'ouverture de l'urèthre. Le méat est tuméfié, rouge, excorié, obturé par des caillots qu'il a préalablement fallu enlever.

Nous pratiquons le débridement du prépuce sur sa face supérieure, et mettons le gland à découvert ; nous constatons alors les particularités suivantes : le méat est ulcéré sur sa face inférieure et latérale droite ; mais l'ulcération s'étend certainement plus en arrière dans l'urèthre, car toute la portion balanique de l'urèthre est indurée. De plus, lorsque l'on presse sur un point quelconque des corps caverneux à demi turgides, on fait couler du sang en abondance par le méat.

La couronne du gland dans sa partie droite est le siège d'une perte de substance de 1 centimètre et demi à 2 centimètres de longueur. Elle est linéaire, à bords mâchonnés, contus, comme s'il y avait eu là moins une ulcération qu'un éclatement du gland. Quand on saisit la couronne du gland entre deux doigts que l'on rapproche, l'ulcération longitudinale perd sa forme linéaire; elle s'élargit et l'on découvre ainsi une perforation de un demi-centimètre de diamètre. Le stylet introduit par cette ouverture pénètre aisément en plein corps caverneux. Nous n'essayons même pas de rechercher si ce stylet peut ressortir par l'urèthre au niveau de l'ulcération présumée, de peur d'agrandir une ouverture déjà trop large.

Toutes ces manœuvres s'accompagnent d'hémorrhagie uréthrale, mais surtout d'hémorrhagie balanique; à chaque instant il faut éponger le sang qui s'écoule par cette dernière perte de substance.

Ajoutons, pour compléter notre examen, que le malade a une pléiade ganglionnaire dans l'aine droite et une roséole très étendue.

On pouvait dès lors reconstituer la filiation des accidents. Le malade avait un chancre syphilitique, non pas au méat, mais de l'urèthre balanique. Ce chancre était bien syphilitique. L'induration qui l'accompagnait, la pléiade ganglionnaire et la roséole étaient 3 preuves indiscutables. Cette ulcération intéressait non seulement la muqueuse, mais toute la paroi uréthrale et avait trépané le corps caverneux. L'uréthrorrhagie et la rétention d'urine en furent la conséquence. Mais comment expliquer la perte de substance du gland? Une seule hypothèse pouvait se soutenir: c'est que le malade avait infecté le corps caverneux qui s'était gangréné.

L'écoulement de pus par la plaie balanique, les écheveaux de tissu sphacélé que l'on retira pendant 3 jours, plaidaient en faveur de cette hypothèse. Donc, chancre uréthral, abcès gangréneux intra-balanique, hémorrhagie consécutive du corps caverneux, perforation spontanée de l'urèthre et de la couronne du gland, telle était l'évolution des accidents graves qui s'étaient déroulés chez notre malade.

Le traitement local fut le suivant : après débridement du prépuce, on introduisit par la plaie balanique quelques mèches de gaze iodoformée et on rétrécit l'ouverture par deux points de suture placés à chacun des angles.

L'hémorrhagie se reproduisit le lendemain par la plaie balanique et par le méat, mais elle fut très peu grave. L'écoulement purulent était encore abondant, le pansement fut renouvelé.

Le troisième jour, en enlevant le pansement, on amena des lambeaux sphacélés.

Les jours suivants, même pansement.

Le traitement général consista en 4 pilules de proto-iodure de 3 centigrammes par jour. Sirop d'iodure de fer.

6 *juin*. — Le malade n'a plus d'uréthrorrhagie, la rétention d'urine n'est pas reproduite.

16 *juin*. — Les plaies se cicatrisent, le chancre tend à disparaître, mais le malade se plaint de fièvre. En l'interrogeant il nous dit qu'à l'âge de 14 ans il a eu des fièvres de marais ; on lui donne du sulfate de quinine.

Le lendemain et le surlendemain, il a encore un accès de fièvre à la même heure.

20 *juin*. — Les accès de fièvre ont cessé ; le malade va beaucoup mieux ; il n'éprouve pas la moindre douleur en urinant.

*(Cette seconde partie de l'observation nous est personnelle.)*

1ᵉʳ *juillet*. — Les parois du trajet qui est constitué par la perte de substance située au niveau de la couronne du gland sont cicatrisées.

Le malade urine presque entièrement par la fistule. Quelques gouttes seulement sortent par le méat.

15 *juillet*. — Le malade n'urine plus du tout par le méat.

Ayant tenté d'introduire une sonde dans l'urèthre, nous trouvons ce canal complètement fermé en avant de la fistule : il n'est plus perméable à une bougie si petite qu'elle soit.

Une sonde introduite au niveau de la perforation est poussée facilement jusque dans la vessie.

Voici quel est l'aspect actuel de la lésion.

La partie balanique de l'urèthre n'est plus perméable, elle ne livre plus passage à l'urine.

Le méat est légèrement agrandi par une petite ulcération au niveau de son angle inférieur, mais les lèvres restent séparées.

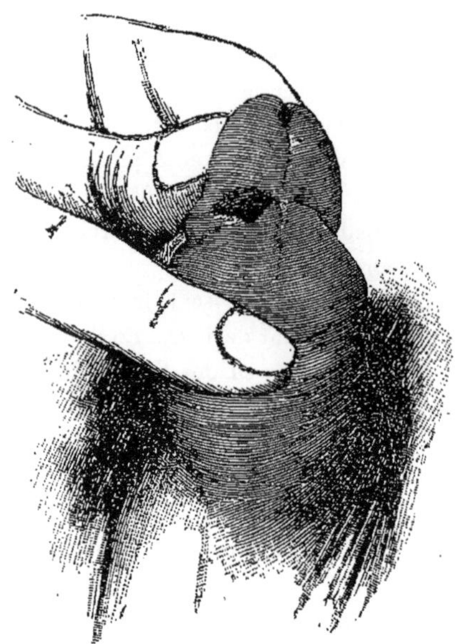

Fig. 2. — Fistule de la rainure, consécutive à un chancre uréthral induré (d'après une photographie. — Ons. III).

Il existe au-dessous de la couronne du gland, à droite du frein, et contre le frein, une perforation qui ne se voit que quand on écarte en sens inverse le prépuce et le gland (fig. 2).

La perforation a 1 centimètre et demi de longueur sur un demi-centimètre de largeur. Elle est allongée dans un sens à peu près parallèle à la couronne du gland.

A. Saint-Hilaire.

Lorsqu'on n'exerce plus de traction, les bords de la perforation reviennent l'un contre l'autre.

Les contours de l'orifice sont irréguliers; ses bords s'éversent dans la profondeur.

Cette perforation a 2 ou 3 millimètres de profondeur. Le fond est légèrement mamelonné, mais, en somme, le tout est épidermisé.

Dans l'angle postérieur de la perforation, celui qui est opposé au frein, on trouve un petit point plus rouge, granuleux, où il existe une petite ouverture fistuleuse.

Cette ouverture communique à la fois par un trajet qu'on ne peut voir, et situé en plein corps caverneux, avec l'urèthre et la cavité creusée par l'abcès dans le corps caverneux.

Une sonde introduite par l'ouverture pénètre dans l'urèthre à peu près au même niveau, et conduit jusque dans la vessie.

La même sonde, déviée et dirigée moins obliquement, peut s'enfoncer de quelques centimètres dans le corps caverneux.

La miction se fait entièrement par la fistule.

Le malade sort de l'hôpital, sur sa demande, le 2 octobre et reviendra pour faire opérer sa fistule.

A sa sortie, il présente des syphilides psoriasiformes sur les bras et le tronc, et des syphilides pustuleuses des ailes du nez.

La figure 2 jointe à cette observation a été faite d'après une photographie.

Chez notre malade, la fistule est consécutive à un chancre irrité, ulcéré par le passage de la sonde et le contact de l'urine. Mais il arrive que le chancre syphilitique revêt le caractère ulcéreux d'emblée, et sans qu'on puisse, pour expliquer cela, invoquer l'influence de causes locales.

C'est là ce qui s'observe au début de certaines véroles graves.

La syphilis maligne, en effet, s'affirme de bonne heure, et sa malignité se manifeste souvent dès l'accident primitif. L'ulcération est le fait qui va dominer au cours de la maladie. Le chancre, « véritable néoplasie primitive », s'ulcère si rapidement qu'il se fond pour ainsi dire. Son action destructive s'étend aux tissus profonds. « Quelques parties envahies par la sclérose subissent une fonte nécrobiotique, qui survient sans réaction inflammatoire, et laisse une perte de substance plus ou moins étendue » (1). Un chancre situé dans le voisinage du canal, qui a une semblable évolution, aura presque fatalement pour résultat une perforation de la paroi uréthrale.

Sans vouloir faire ici l'étude des causes des syphilis malignes, ce qui n'entre pas dans notre sujet, rappelons cependant que cette marche ulcéreuse des syphilomes s'observe de préférence chez les vieillards, les individus lymphatiques, tuberculeux, alcooliques, ou dans les cas de syphilis non traitées au début.

Parfois, cependant, il est impossible de rien trouver, soit dans les antécédents du malade, soit dans son état général au moment de l'infection, qui puisse l'expliquer.

Tel a été le cas chez le malade dont nous donnons ici l'observation.

### Observation IV (Personnelle)

*Fistule uréthrale de la rainure, consécutive à un chancre syphilitique du frein. — Destruction de l'urèthre balanique par une syphilide secondaire.*

X..., 29 ans, valet de chambre, entré dans le service du Dr Humbert, le 14 mai 1898, salle 4, lit 16.

---

(1) Rollet. Art. Chancres. *Dictionnaire des Sciences médicales.*

X... ne possède aucun antécédent pathologique héréditaire. Il est de constitution robuste. N'a jamais fait d'excès. Pas de symptômes d'éthylisme.

Il contracta, à la fin de décembre 1897, un chancre au niveau de la face latérale droite du frein.

Un médecin de Londres, où se trouvait notre malade à cette époque, porta le diagnostic de chancre syphilitique.

Il lui fit un pansement du chancre avec de la poudre d'iodoforme, et lui prescrivit un traitement mercuriel.

Le chancre, au lieu de marcher vers la guérison, détruisit le frein en totalité et perfora l'urèthre, vingt jours à peine après son apparition, c'est-à-dire dans la première quinzaine de janvier 1898, créant ainsi au niveau de la rainure, à l'ancienne place occupée par le frein, une fistule par laquelle s'écoulait l'urine au moment de la miction.

Vers la fin de janvier apparaissent sur le gland des syphilides ulcéreuses. Le 4 février, notre malade rentre à l'Hôpital français de Londres, dans le service du D<sup>r</sup> H. de Méric, chirurgien de cet hôpital. Il nous dit qu'on lui fit tous les jours des cautérisations au nitrate d'argent sur les ulcérations du gland, et qu'on tenta aussi de guérir la fistule par la cautérisation.

Ce traitement n'amena aucun résultat.

Vers la fin de février, le méat qui livrait encore passage à une partie des urines, s'oblitéra peu à peu, et bientôt toute l'urine fut évacuée par l'ouverture fistuleuse.

Une uréthrotomie rendit au canal sa perméabilité en avant de la fistule.

Une des ulcérations du gland, située au voisinage du méat, gagna cet orifice, et pénétra jusque dans l'urèthre.

En quelques jours, la paroi inférieure de l'urèthre fut détruite dans une étendue de plus de 1 centimètre.

Au mois d'avril apparaissent au-devant des deux tibias des tumeurs gommeuses qui ne tardèrent pas à s'ulcérer.

Le malade rentre en France vers les premiers jours de mai. Le 14 mai, c'est-à-dire 5 mois environ après le début de la syphylis, il se présente à l'hôpital Ricord à la consultation de M. le D<sup>r</sup> Humbert, dans le service duquel il est admis.

Nous constatons : 1° *sur le gland*, 3 ulcérations de contours irréguliers, à fond jaunâtre, et dont l'une se continue dans la gouttière qui résulte de la destruction de la paroi inférieure de l'urèthre glandulaire.

Le gland, au niveau des deux lèvres de la plaie uréthrale, est légèrement entamé par l'ulcération.

2° *Au niveau du filet.* — Sur l'emplacement du filet absent, existe une perforation de l'urèthre, dont les bords commencent à se cicatriser. Cette perforation de forme ovalaire mesure 3 millimètres de largeur sur 1 centimètre de long.

Elle est séparée de la plaie uréthrale du gland par une bandelette de tissu de 1 centimètre de largeur, respectée par l'ulcération.

Le malade urine par les deux orifices anormaux.

Syphilides croûteuses du cuir chevelu. Plaques d'alopécie. Le malade se plaint de céphalées violentes.

Gommes ulcérées des deux jambes.

On fait au malade des pansements à l'iodoforme sur les plaies de la verge et des jambes.

Traitement mixte. Frictions mercurielles.

Le 20 mai, les gommes ulcérées marchent vers la cicatrisation.

Les syphilides du gland sont presque cicatrisées, sauf une au niveau de la face latérale droite de l'organe.

1<sup>er</sup> *juin.* — La cicatrisation de la plaie uréthrale est presque complète. Il en est de même pour les ulcérations gommeuses.

Les syphilides croûteuses du cuir chevelu ont disparu.

15 *juin.* — Les ulcérations du gland ont fait place à des cicatrices blanchâtres légèrement déprimées.

15 *juillet.* — Une tumeur gommeuse qui est apparue à la face postérieure de la jambe droite tend à s'ulcérer. Traitement ioduré.

Voici quel est actuellement l'état de la verge de notre malade :

La paroi inférieure de l'urèthre balanique est entièrement détruite. Cette partie du canal n'est plus représentée que par une gouttière dont les bords évasés se continuent avec les deux lobes du gland sans ligne de démarcation. Du côté du lobe droit, le gland a été détruit partiellement, au niveau de la couronne.

La perte de substance uréthrale a ainsi la forme d'un triangle aigu dont la base correspond à la rainure et le sommet au méat.

A 1/2 centimètre en arrière de la rainure existe un orifice

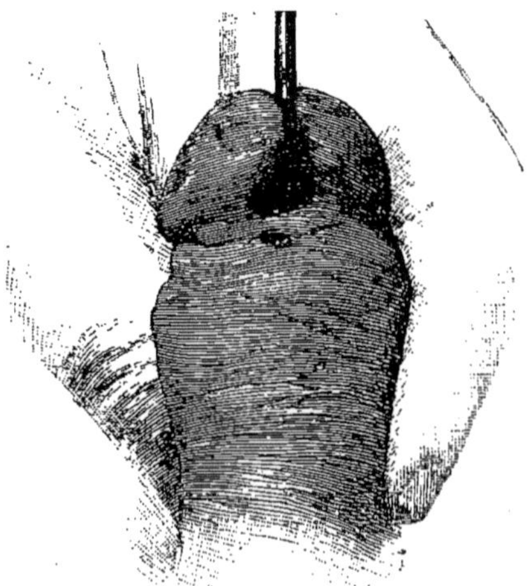

Fig. 3. — Fistule uréthrale de la rainure consécutive à un chancre syphilitique ulcéreux du frein. — Destruction de l'urèthre glandulaire par une syphilide secondaire ulcéreuse (d'après une photographie. Obs. IV).

fistuleux, un trou ovalaire, à grand axe légèrement oblique par rapport à l'axe de l'urèthre, et dont les dimensions atteignent 1/2 centimètre de large sur 1 centimètre de long.

Il existe, entre cet orifice fistuleux et la perte de substance du gland, une petite bandelette muqueuse triangulaire que l'ulcération syphilitique a épargnée, et qui se trouve jetée comme un pont au-dessus de l'urèthre.

L'urine s'écoule à la fois en avant et en arrière de cette bandelette.

Tout est cicatrisé et recouvert d'un mince tissu blanchâtre.

La figure annexée à cette observation a été exécutée d'après une photographie faite par nous.


Nous avons eu affaire ici à une vérole grave, dont tous les accidents ont revêtu, dès le début, un caractère franchement ulcéreux.

Il nous semble impossible de pouvoir expliquer par l'état général du malade qui est resté bon, par des excès antérieurs, par l'influence de l'alcoolisme sur la marche de la syphilis, les accidents que nous avons observés chez lui.

Les *syphilides précoces dé la période secondaire, suppurantes, ulcéreuses,* et surtout les syphilides tuberculo-ulcéreuses, sont également l'origine de fistules uréthrales.

La perte de substance résultant de leur ulcération, peut avoir eu pour point de départ une syphilide de l'urèthre : c'est le cas le plus rare.

Le plus communément, des syphilides situées sur le gland, ou au niveau du frein, ont, après avoir rongé ces organes dans une étendue variable, creusé à travers leurs tissus un trajet fistuleux jusqu'à l'urèthre.

D'autres fois, on voit une syphilide ulcéreuse ayant débuté par le gland, gagner le méat, déchiqueter la circonférence de cet orifice, pénétrer dans l'urèthre et créer une fistule de dedans en dehors, par ramollissement et ulcération des tissus péri-uréthraux indurés et sclérosés.

Chez le malade de l'observation IV, une syphilide ulcéreuse du gland, ayant atteint le méat et pénétré dans le canal, avait détruit entièrement la paroi inférieure de l'urèthre balanique.

Fig. 5. — Syphilides ulcéreuses du gland.
Syphilis de 14 mois.

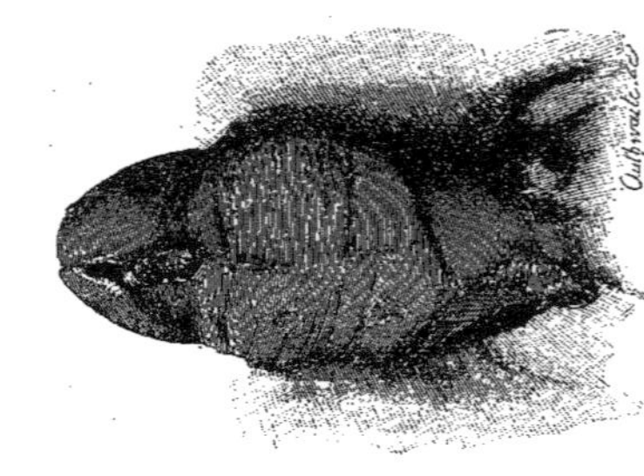

Fig. 4. — Syphilides ulcéreuses du gland et du fourreau. Fistule de l'urèthre balanique.
Syphilis de 4 mois.

La syphilis remontait à 4 mois à peine quand cette lésion a été produite.

Les figures 4 et 5, exécutées d'après les photographies

de deux moulages (n°ˢ 26 et 22), de la collection du Dʳ Humbert, nous permettent de suivre la pathogénie de ces fistules consécutives aux syphilides ulcéreuses du gland.

Sur la figure 5, on peut voir, en même temps que des syphilides du gland en pleine activité, une autre ulcération plus petite, irrégulière de contours, anfractueuse, située à la base de la fosse naviculaire. Cette ulcération, encore assez profonde, représente une syphilide plus ancienne, en voie de réparation. L'urèthre a été bien près d'être atteint. La syphilis, chez le malade sur lequel fut pris ce moulage, remontait à 14 mois.

La figure 4 nous montre également des syphilides ulcéreuses du gland ; une autre sur le frein ; et, juste audevant de la fosse naviculaire, une perforation de l'urèthre balanique de date plus ancienne. La syphilis était ici de 4 mois seulement.

On voit en outre, sur la verge, des syphilides papulo-érosives, et une syphilide ulcéreuse à l'union de la verge et du scrotum.

Le malade présentait en même temps des éruptions polymorphes (syphilides papulo-croûteuses rares, impétigo du menton, traces encore manifestes de roséole).

*Syphilomes tertiaires gommeux de la verge.* — Nous devons enfin une mention spéciale aux gommes ulcérées de la verge, comme causes assez fréquentes des fistules uréthrales d'origine syphilitique.

Le syphilome gommeux, véritable néoplasme occupant parfois toute l'épaisseur des tissus, n'a pas de limites dans son action destructive, du moment que, au lieu de se terminer par résolution, il se ramollit et s'ulcère.

On trouve alors à cette période d'ulcération, et à la place occupée primitivement par la tumeur gommeuse, une cavité à bords nettement taillés, profonde, cratériforme, et qui constitue, lorsque l'urèthre a été intéressé, un trajet fistuleux donnant passage à l'urine.

Ozenne (1), qui a fait des gommes de la verge une étude spéciale, nous apprend qu'elles peuvent se développer aux dépens des différentes parties de l'organe et occuper 4 sièges principaux : *a)* la muqueuse du gland et du prépuce ; *b)* le fourreau de la verge ; *c)* le canal de l'urèthre ; *d)* les corps caverneux.

Pour Zeisse (2), les gommes de la fosse naviculaire sont les plus fréquentes. En cet endroit, « les gommes prennent la forme d'un exsudat uréthral ou péri-uréthral qui rétrécit le conduit, et dont le ramollissement peut amener des hémorrhagies graves et des fistules ».

Les observations que nous donnons ci-après sont empruntées au travail d'Ozenne.

Dans la première, une gomme du gland créa, en se ramollissant, une fistule de la fosse naviculaire.

Dans la seconde, où il s'agit de gommes ulcérées du fourreau et du gland, une gomme du fourreau avait mis la paroi inférieure du canal à nu, et créé une fistule à la partie moyenne du pénis.

Le traitement spécifique arrêta les progrès de l'ulcération et amena la guérison.

-----

(1) OZENNE. *Revue de chirurgie*, 1883.
(2) ZEISSE. Traduit par Raugé, p. 227.

### Observation V

Ozenne. *Revue de chirurgie*, 1883.

#### *Gommes de la verge.*

Obs. IV (Résumée).

*Gommes du pénis ressemblant au chancre phagédénique,* P. Walther, B. Johnson (New-York, Med. Record, fév. 1880, vol. xvii, p. 228).

C. K..., célibataire, 32 ans, syphilis contractée dix ans auparavant et traitée par le D^r Bunstead. Depuis cette époque, chancres mous et plusieurs blennorrhagies. Peu d'accidents secondaires. Dernier coït en janvier 1879. Au mois d'octobre de la même année, écoulement uréthral jaune sale très abondant avec gonflement, douleur de la verge.

Le 11 octobre on constate un chancre (?) sur le bord du méat, et le 17, une plaque indurée enveloppant toute la moitié inférieure du gland et considérée comme l'induration du chancre.

Prolongement du chancre dans le canal. Engorgement douloureux des ganglions inguinaux.

Quelques jours après, *mortification du grand et chute d'une eschare qui laisse une fistule uréthrale s'ouvrant dans la fosse naviculaire.*

Au bout d'une semaine durant laquelle on suspend tout traitement antisyphilitique qui semblait favoriser la mortification, celle-ci s'arrête, ne laissant du gland que deux ailes minces. L'urèthre est étalé, mais il reste actuellement une induration sur le trajet du canal à 4 pouces et demi du méat. En même temps, douleurs et nouvel écoulement purulent indiquant qu'il se fait encore une destruction des tissus au delà de la ligne de démarcation déjà probablement au point induré qu'on vient de découvrir. L'endoscope y révèle une ulcération. Le 30 novembre, traitement tonique seul employé.

Persistance de l'induration uréthrale.

3o *décembre*. — A la face dorsale et dans la rainure du pénis, au-dessus du ligament suspenseur, masse hyperplasique donnant la sensation d'une gomme ; une deuxième (?) existerait aussi dans l'aine droite.

Traitement : iodure de potassium, onctions mercurielles. Guérison totale en 20 jours.

### Observation VI

Ozenne. *Revue de chirurgie*, 1883.

Obs. V (résumée).

*Gommes ulcérées du gland et du fourreau de la verge. —*
*Traitement général. — Guérison par* Zeiss (Wiener, Med.
Presse, 1882.)

X..., 32 ans. Au commencement de l'année 1882, tumeur sur le dos de la verge, au niveau de la couronne du gland : en 6 semaines, elle diminue notablement de volume sous l'influence d'un traitement local. Cependant, plus tard, pilules de sublimé.

Actuellement, aucune trace de syphilis, sauf sur la verge. Disparition presque complète du prépuce. Sur le gland, 4 ulcérations réniformes à base dure et à bords taillés à pic. Destruction par une ulcération, d'une partie de la face inférieure de la verge et mise à nu de la paroi postérieure du canal uréthral, dont la moitié antérieure est rétrécie *au point qu'un méat s'est établi à la partie moyenne du pénis.*

Sur le scrotum, deux ulcérations analogues à celles du gland.

Le diagnostic tout d'abord hésitant entre un épithélioma et une tumeur syphilitique, est dicté pour ainsi dire par le traitement spécifique qui amène la guérison.

L'observation suivante, publiée par Ledrain (1), a trai

----

(1) Ledrain. *Annales des maladies des organes génito-urinaires,* octobre 1892.

à une fistule urinaire de la face inférieure du gland due également à une gomme ulcérée.

Chez son malade, la syphilis remontait à six ans, et n'avait été traitée que pendant 2 mois et d'une façon irrégulière.

Cette observation nous a paru assez intéressante pour être rapportée en entier, d'abord parce qu'elle nous montre bien la pathogénie des fistules consécutives aux syphilomes tertiaires ; et qu'ensuite nous pensons pouvoir en tirer un enseignement profitable, quand nous aurons à nous occuper du traitement applicable à ces fistules, lorsque la lésion qui leur a donné naissance évolue encore.

OBSERVATION VII

*Syphilis tertiaire. — Gomme ulcérée du gland. — Fistule urinaire. — Gomme du tissu péri-uréthral.*

Par M. le D<sup>r</sup> E. LEGRAIN.

Missoun, de race kabyle, âgé d'environ 30 ans, cavalier au 1<sup>er</sup> spahis du Tonkin, de 1884 à 1886, n'a jamais été malade jusqu'au mois de juin 1886.

A cette époque, revenant du Tonkin, il est traité sur le bateau pour des chancres syphilitiques multiples avec adénite bi-latérale. Débarqué en Algérie, il entre à l'hôpital de Médéah, où il est soigné pendant un mois pour syphilis secondaire.

Depuis 1886 jusqu'en août 1892, il n'a eu, dit-il, que deux blennorrhagies qui ont été traitées et guéries. De 1886 à 1889, il n'a suivi aucun traitement mercuriel ou ioduré.

Nous le retrouvons condamné aux travaux publics en 1892 à Bougie.

Il se présente pour la première fois à notre visite, le 10 septembre de cette année, porteur d'*une fistule urinaire au niveau du gland*, et d'une tumeur à la partie inférieure de la verge.

La peau du fourreau de la verge présente 4 cicatrices anciennes, arrondies, au niveau desquelles le pigment normal de la peau est absent, et le tégument plus mince que dans les parties environnantes. Une fistule uréthrale existe à 3 millimètres en arrière et au-dessous du méat urinaire. *Dix jours avant de se présenter à la visite, une petite tumeur dure, indolore, du volume d'une noisette, s'était formée au niveau de la partie inférieure du gland ; au bout de quelques jours, elle s'était spontanément ulcérée, et il en était sorti une masse blanchâtre, comparée par le malade au tourbillon d'un furoncle.* Quand nous voyons le malade, la fistule possède un *orifice externe en entonnoir*, d'un demi-centimètre de diamètre, dont les bords sont recouverts d'un enduit grisâtre, composé de leucocytes en voie de désagrégation, et de débris cellulaires au milieu desquels se voient des microcoques et des bacilles, n'ayant aucun caractère spécifique.

Tout autour des bords de la fistule, il y a un peu de rougeur et les tissus sont assez indurés. Quand on fait uriner le malade, le liquide sort goutte à goutte par la fistule. En introduisant le bout d'un stylet par le méat, et en le faisant sortir par la fistule, on voit qu'il n'existe plus, entre cette dernière et le méat, qu'un petit pont de substance de 2 millimètres d'épaisseur environ.

A 4 centimètres en arrière du méat, à la partie inférieure de la verge, il existe une tumeur dure, nettement délimitée, du volume d'une petite noix ; la peau saine à ce niveau glisse sur la tumeur qui est développée dans le tissu péri-uréthral et qui détermine même un léger rétrécissement du canal. Les corps caverneux sont intacts. La tumeur a donc son siège dans le tissu spongieux de la verge, et elle est bridée pour ainsi dire par l'enveloppe fibreuse fortement distendue.

Connaissant les antécédents du malade, le diagnostic ne pouvait être un instant douteux.

*Syphilis tertiaire, gomme ulcérée du gland, gomme péri-uréthrale.*

Le 14 septembre et les jours suivants, le traitement consiste en une friction avec 5 grammes de pommade mercurielle et une potion avec 4 grammes d'iodure de potassium.

Dès le 3e jour du traitement, une amélioration notable survint ; la gomme péri-uréthrale perd un tiers de son volume. En outre, l'urine s'écoule bien moins abondamment qu'auparavant par la fistule.

Après 10 jours de traitement, l'orifice externe de la fistule est presque comblé. L'induration du gland autour de la fistule n'existe plus. Enfin, la gomme de la verge n'est plus qu'une très légère induration péri-uréthrale (1).

Obs. VIII. — *Loumeau* (2) de Bordeaux rapporte un cas de *fistule urinaire* due en apparence à un rétrécissement, mais *ayant eu en réalité pour point de départ une gomme* développée dans la partie spongieuse du canal à l'angle de la verge, point irrité par un suspensoir.

La guérison rapide de la fistule fut obtenue par le traitement spécifique qui fait en même temps disparaître des exostoses de l'omoplate et du péroné.

Obs. IX. — Enfin *Mazza* (3) a observé chez un homme de 31 ans, sans antécédents syphilitiques connus, des lésions de la verge dont le début remontait à 3 ans et qui avaient été occasionnées par des syphilides gommeuses. La verge était déformée par des mutilations de ses divers tissus ; le prépuce faisait presque complètement défaut ; des cicatrices de diverses dimensions arrondies pour la plupart, à bords nets, d'un blanc brillant, occupaient la

---

(1) Ledrain. In *Annales des maladies des organes génito-urinaires,* octobre 1892.

(2) Loumeau. In *Journal de médecine de Bordeaux,* 20 mai 1894 et *Presse médicale,* 1894, p. 178.

(3) Mazza. Gommes syphilitiques de la verge, in *Annales de dermatologie,* 1842, p. 311.

verge ; sur la partie inférieure de la verge, on voyait deux solutions de continuité à bords taillés à pic, à fond inégal, couvert de détritus et d'une abondante sécrétion puriforme ; à un centimètre de la racine de la verge, on sentait une tuméfaction arrondie du volume d'un œuf de pigeon, d'une dureté fibreuse, implantée sur le corps caverneux ; *sur le gland, à la place du raphé, une ouverture fistuleuse s'ouvrant dans l'urèthre.* Ganglions inguinaux volumineux peu mobiles. Amélioration par le traitement antisyphilitique.

*b) Syphilomes phagédéniques et cancéreux.* — Il nous reste à parler des syphilomes phagédéniques et gangréneux comme cause de fistules péniennes.

Beaucoup moins rare qu'on ne le dit en réalité, le phagédénisme au cours de la syphilis s'observe aujourd'hui plus fréquemment que dans le chancre simple. La première de ces maladies est infiniment plus répandue que la seconde et si, grâce aux antiseptiques que nous possédons, il nous est parfois assez aisé de prévenir ou d'enrayer le phagédénisme du chancre simple, nous ne pouvons pas, la plupart du temps, prévoir son apparition au cours de certaines véroles graves, encore qu'il nous est même quelquefois difficile de nous opposer par un traitement énergique à son action destructive, quand une fois il est apparu.

Les syphilomes phagédéniques, à la suite desquels s'observent des fistules ou des destructions importantes de l'urèthre pénien, peuvent appartenir aux trois périodes de la syphilis.

Cependant, nous croyons que ces lésions succèdent le plus souvent aux *chancres,* ou aux *syphilides secondaires.*

Nous retrouvons, ici comme lorsqu'il s'agissait du

chancre simple, et pour des raisons identiques, une préférence marquée du phagédénisme et de la gangrène pour
les chancres sous-préputiaux, les chancres du frein ou les
chancres endo-uréthraux.

Le chancre syphilitique emprisonné sous un phimosis,
est disposé à se compliquer, à envahir et à ulcérer profondément les tissus.

C'est sous le prépuce que s'observent le plus grand
nombre de chancres syphilitiques phagédéniques (Rollet).

La destruction partielle ou totale du gland, avec perforation plus ou moins étendue de l'urèthre balanique, en
sont des conséquences possibles.

Nous avons observé un cas de ce genre chez un malade
entré ces jours derniers dans le service du Dr Humbert.

### OBSERVATION X
#### (Personnelle).

*Chancre syphilitique sous-préputial. — Destruction totale de
l'urèthre balanique, avec perte de substance considérable
du gland.*

Joseph Br..., 40 ans, terrassier.

Entré le 21 septembre 1898, à l'hôpital Ricord, salle 2, lit 24.
(Service du Dr Humbert.)

Pas d'antécédents pathologiques héréditaires.

N'a jamais été malade.

Joseph Br... n'avait jamais eu de maladie vénérienne jusqu'à
ce jour.

C'est un malade très robuste.

Habitudes d'alcoolisme.

Dans les derniers jours du mois d'août notre malade constata
qu'il avait sur la face latérale gauche du gland un petit chancre.

A. SAINT-HILAIRE.                                    4

Ce chancre ne le faisant pas souffrir, il y attache tout d'abord peu d'importance.

Mais dans les premiers jours de septembre, il se produit une vive inflammation du gland, au voisinage de l'ulcération qui s'est étendue, et un phimosis inflammatoire vient compliquer les choses.

Comme il souffrait, et qu'il urinait avec difficulté, le malade se rendit à Necker vers le 15 septembre.

On porte le diagnostic de chancre induré sous-préputial, et on lui fait un débridement du prépuce sur la face dorsale.

On trouve le gland détruit sur une partie de sa face latérale gauche, et l'urèthre perforé dans une étendue de plus de 1 centimètre.

Un pansement de verge est fait au malade, qui continue pendant trois jours à se faire panser à l'hôpital Necker.

Le 21 septembre, Joseph Br... se rend à la consultation du D<sup>r</sup> Humbert à l'hôpital Ricord, présentant une roséole très nette et des syphilides psoriasiformes sur le bras droit.

La plaie du gland est à peu près cicatrisée, et la section faite au prépuce sur la face dorsale est également en voie de cicatrisation.

*Traitement.* — Poudre d'aristol sur la verge.

Injections sous-préputiales.

Gargarismes au chlorate de potasse, 4 pilules de protoiodure d'hydrargyre.

L'examen actuel de la verge de ce malade permet de constater les lésions suivantes:

Le gland est le siège au niveau de sa face latérale gauche d'une perte de substance ayant la forme d'un coin, et qui intéresse toute la paroi correspondante de l'urèthre qui se trouve ainsi transformé en une gouttière profonde, à bords très évasés et taillés dans le tissu spongieux du lobe gauche du gland.

Le prépuce, qui a contracté des adhérences très solides avec le lobe droit du gland, et qui a subi une rétraction assez grande, a occasionné une rotation du gland de droite à gauche autour de l'axe de la verge. de telle sorte que la face inférieure regarde à gauche, la face latérale droite en bas, et la face latérale gauche du côté du dos de la verge.

Il en résulte que le malade, grâce à ce mouvement de torsion qu'a subi le gland, ressemble à un épispade dont l'orifice uréthral anormal correspondrait au niveau de la rainure glando-préputiale et dont l'urèthre balanique est représenté par la gouttière dont nous avons déjà parlé.

Les *chancres syphilitiques endo-uréthraux* phagédéniques ne sont pas extrêmement rares.

Nous empruntons les deux cas suivants à Albarran (1).

Obs. XI. — Un chancre uréthral, à tendance phagédénique, siégeant à 4 centimètres du méat, franchit l'urèthre et rongea toute la partie balanique du canal.

Seul le traitement mixte put arrêter la marche de la lésion, que le mercure et les plus grands soins antiseptiques avaient été impuissants à enrayer. *La guérison survint, laissant le malade transformé en un hypospade* dont l'urèthre s'ouvrait à la base de ce qui restait du gland par un orifice si étroit qu'on ne pouvait y introduire qu'une petite bougie n° 6.

Obs. XII. — Un homme de 36 ans, il y a 3 ans, eut un chancre induré phagédénique du méat. Chez lui la vérole a présenté une exceptionnelle gravité: éruptions répétées de grosses pustules d'ecthyma, ulcérations de la gorge et du palais, nécrose des bords alvéolaires avec chute des dents, testicules syphilitiques. Tous ces accidents se sont succédés pendant les trois dernières années, sans que le traitement trop peu intense du reste, ait réussi à les faire disparaître complètement.

Lorsqu'il y a 4 mois, je vis le malade pour la première fois,

---

(1) Albarran. *Semaine médicale*, octobre 1894.

il avait encore de larges ulcérations du palais ; *du côté des organes génitaux, la syphilis avait déterminé des ravages extraordinaires.*

La verge était réduite à un moignon informe, tordu sur lui-même, dans lequel on reconnaissait à grand'peine les restes du gland ; *tout l'urèthre pénien avait disparu* et le méat se trouvait représenté par un orifice infundibuliforme au centre d'une large ulcération placée au niveau de la partie antérieure du scrotum.

Dans les deux cas qui précèdent, le chancre, primitivement situé au méat, a détruit l'urèthre plus ou moins loin en arrière de cet orifice.

Mais, il peut arriver que l'urèthre, respecté dans sa moitié antérieure par le chancre phagédénique, n'est détruit qu'au niveau de sa partie moyenne. On voit alors les téguments et les tissus situés en avant de la perforation désorganisés et déchiquetés, et parfois détruits en grande partie.

Il existe au musée de l'hôpital Ricord dans la collection du Dr Mauriac un moulage qui est un bel exemple de syphilose phagédénique : le prépuce a subi une circoncision véritable et les téguments du pénis en arrière de la couronne sont décollés, détachés du corps du pénis jusque vers son tiers postérieur, formant une sorte de corolle autour du corps de la verge, qui présente à sa face inférieure, à égale distance du scrotum et du gland, et au niveau de la paroi correspondante de l'urèthre, une large perforation de ce canal dont les dimensions en longueur sont de 2 centimètres et demi à 3 centimètres, et un demi-centimètre de largeur.

Signalons enfin comme dernière cause des fistules uréthrales syphilitiques, les *syphilomes gangréneux.*

Leur siège de prédilection sur la verge, occupe la couronne du gland (Mauriac).

L'élimination du syphilome gangréneux, se fait en masse, et cette élimination intéresse non seulement l'induration propre du syphilome, mais encore les tissus voisins touchés par la sclérose, et parmi eux, la paroi uréthrale, qui se trouve ainsi perforée.

M. le Dr Mauriac a observé chez le même malade 2 cas typiques de cette élimination en masse du syphilome gangréneux (1).

Il s'agissait de deux chancres gangréneux situés de chaque côté du filet, survenus en même temps, et qui 15 jours après leur début se mortifièrent en masse, de manière à creuser, entre la partie antérieure des corps caverneux et la partie postérieure du gland, deux grandes excavations que séparait le canal de l'urèthre mis à nu dans sa portion balanique.

L'auteur attribue l'apparition de la gangrène, dans le cas présent, à des cautérisations faites avec le nitrate d'argent. Dans le cas présent, le canal, quoique mis à nu, ne fut pas intéressé dans la perte de substance, mais cette heureuse exception s'observe rarement quand on a affaire à des chancres gangréneux du filet ou du gland.

Parfois, c'est à la suite d'un syphilome devenu gangréneux sous l'influence d'une maladie aigüe concomittante que s'observe la destruction partielle des parois du canal.

---

(2) Mauriac. Leçons sur les maladies vénériennes, p. 367 et 368.

— 54 —

Obs. XIII. — *Delpech* (1) a vu un chancre compliqué de gangrène au cours d'une maladie aiguë coïncidant avec cet accident, être la cause d'une fistule uréthrale.

Il se produisit la mortification d'une grande partie du gland, de la totalité du fourreau de la verge et d'environ 5 lignes de la paroi postérieure (inférieure) de l'urèthre à une distance égale du sommet et de la base du membre viril.

A la faveur d'un traitement par les frictions mercurielles, les symptômes secondaires qui étaient survenus pendant la convalescence de la maladie se dissipèrent. La verge fut recouverte d'une cicatrice qui ne s'opposait guère à l'érection, mais le canal conserva une perforation par laquelle la moitié de l'urine s'échappait en arrière.

Nous avons à dessein donné à ce chapitre, consacré à l'étiologie des fistules consécutives au chancre simple et à la syphilis, un développement qui pourra paraître exagéré, comparé aux autres parties de notre travail.

Nous avons agi ainsi, afin de montrer combien nombreux sont les accidents observés au cours de ces maladies, qui peuvent donner naissance à des fistules uréthrales.

Nous pensons ainsi, par l'énumération et l'étude détaillée des accidents syphilitiques et des chancres simples qui peuvent arriver à produire ces lésions, par le soin que nous avons pris de rassembler tous les cas que nous avons pu trouver parmi les auteurs, par la publication dans ce travail des 5 cas de fistules que nous avons personnellement observés, avoir fait ressortir l'importance de premier ordre qu'on doit reconnaître à ces deux maladies

_______________

(1) Delpech. Chirurgie clinique de Montpellier, t. I, p. 311.

vénériennes : chancrelle et syphilis, dans l'étiologie des fistules uréthro-péniennes.

Maintenant, quelle maladie, du chancre simple ou de la syphilis, donne le plus souvent naissance à ces pertes de substance de l'urèthre? Nous croyons pouvoir dire que, d'une manière générale, et bien que chacune de ces maladies ait une prédominance marquée dans telle ou telle variété de ces lésions, ainsi que nous le verrons en étudiant les différents types de fistules, la syphilis est plus souvent en cause que le chancre simple.

Non seulement cette dernière maladie est infiniment moins répandue que la première, mais encore, ainsi que nous le disions précédemment, elle est devenue beaucoup moins grave, et il est rare aujourd'hui de voir le chancre simple causer des désordres vraiment étendus.

Il faut aussi remarquer que là où un chancre simple non compliqué de phagédénisme, ne produira pas de perte de substance notable, un syphilome, en raison de sa constitution histologique, et de la sclérose des tissus de voisinàge, pourra, s'il est ulcéré, créer un trajet fistuleux par l'élimination de ces tissus pathologiques.

Disons en terminant, que sur les 5 cas de fistules péniennes que nous avons observés, 4 fois la syphilis a été en cause : un seul cas a eu pour origine un chancre mou.

# CHAPITRE III

## Variétés principales des fistules consécutives au chancre mou et à la syphilis.

Les fistules qui succèdent au chancre mou et à la syphilis peuvent affecter toutes les formes, avoir les dimensions les plus diverses, et il semble difficile, au premier abord, de pouvoir les faire rentrer dans un nombre restreint de variétés.

En les considérant au point de vue de leur siège sur le pénis, on peut les ramener à 4 types principaux (1):

1° Fistules de la rainure balano-préputiale;

2° Fistules de la fosse naviculaire ;

3° Fistules de la partie moyenne ou du corps du pénis ;

4° Hypospadias péno-scrotal accidentel, par perte de substance de toute la portion pénienne de l'urèthre.

Nous étudierons chacune de ces variétés de fistules au point de vue de leur forme, de leurs caractères particuliers, de leur étiologie et de leur pathogénie.

______

(1) Humbert. Communication sur les *fistules uréthro-péniennes consécutives au chancre simple et à la syphilis. Bulletin de la Société française de Dermatologie et de Syphiligraphie*, 10 avril 1890.

I. *Fistules de la rainure glando-préputiale.*

Les fistules de la rainure peuvent succéder à un syphilome ulcéreux, mais reconnaissent le plus ordinairement pour cause la destruction partielle du gland par un chancre sous-préputial, et notamment par cette forme de chancre dont nous avons parlé en étudiant l'étiologie générale, qui consiste dans l'agrandissement de la rainure.

Le gland, tantôt presque intact, tantôt rongé inégalement, est creusé à sa base comme si on avait exercé à ce niveau une constriction à l'aide d'un lien circulaire. L'ulcération atteint-elle l'urèthre, une fistule s'établit.

On peut n'en observer qu'une seule : mais dans d'autres cas, il en existe plusieurs, situées soit du même côté, soit sur les deux parties latérales de la fosse naviculaire.

Ces fistules sont le plus souvent très petites : ce sont de simples pertuis qui laissent passer quelques gouttes d'urine au moment de la miction.

II. *Fistules de la fosse naviculaire.* — Cette variété est de beaucoup la plus commune.

Elles succèdent de préférence aux syphilomes ulcéreux, mais peuvent aussi s'observer à la suite du chancre simple.

Lorsqu'elles ont une origine syphilitique, elles sont produites soit par l'accident primitif, soit par un syphilome d'âge plus avancé (Obs. V, VII), mais presque toujours on a affaire à des syphilomes ulcéreux précoces.

Les fig. 4 et 5 montrent bien quelle est la pathogénie de ces lésions.

Dans les fistules de la fosse naviculaire, l'étendue de la perte de substance est variable.

Elle peut se limiter à cette partie de l'urèthre, ou dépasser ses limites, soit en avant, du côté de l'urèthre balanique, soit en arrière, empiétant plus ou moins sur la portion pénienne du canal.

*a*) Dans *un premier degré*, il y a un orifice de petit diamètre, circulaire; la fosse naviculaire est perforée, comme avec un emporte-pièce; c'est un véritable trou qui ne laisserait passer qu'avec peine une sonde cannelée ordinaire.

*b*) Dans un *second degré*, l'orifice correspondant à la perforation occupe la totalité de la paroi inférieure de la fosse naviculaire. De circulaire qu'il était, il devient ovalaire, à grand diamètre, parrallèle à l'axe de l'urèthre.

La fig. 6, qui montre cette disposition, est la reproduction d'un moulage fait sur un syphilitique. C'est un syphilome ulcéreux qui a déterminé la perforation de l'urèthre. Il a été impossible d'établir l'âge de la syphilis.

Dans ce cas, comme dans les cas semblables, on note la disparition fatale du frein. Le prépuce, qui n'est plus soutenu, pend et peut devenir le siège d'un œdème chronique; il forme alors un véritable jabot.

Enfin, *dans un 3e degré*, la perte de substance atteint des dimensions plus considérables: elle empiète plus ou moins, soit en avant sur l'urèthe balanique qui peut même être détruit en totalité, ainsi qu'il nous a été donné de l'observer (Obs. I et IV); soit en arrière sur l'urèthre pénien.

Chez un malade soigné en 1890, dans le service du

D$^r$ Humbert, à l'hôpital Ricord, l'urèthre avait été détruit dans la moitié antérieure de sa portion pénienne. Il existait en même temps une perte de substance du gland qui était érodé, dévié, et dont la partie antérieure avait presque disparu. Le prépuce était détruit, ainsi que les téguments de la verge au devant de la fistule uréthrale. Il ne restait qu'un lambeau latéral sur le côté gauche du pénis.

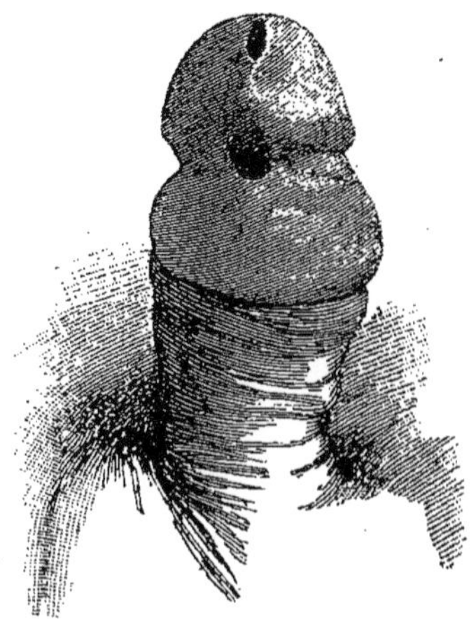

Fig. 6. — Fistule de la fosse naviculaire consécutive à un syphilome ulcéreux. — (Syphilis d'âge indéterminé). — D'après un moulage de la collection du D$^r$ Humbert, au musée de l'hôpital Ricord. (Moulage n° 18).

Dans le cas dont il s'agit la lésion était le résultat d'un chancre syphilitique. Il s'agissait d'une vérole grave ; six mois plus tard, en effet, le malade a eu des ulcérations des ailes du nez qui ont déterminé la déformation et l'atrésie des narines. (Ce cas nous a été communiqué par M. le D$^r$ Humbert).

L'étendue des lésions péniennes, on le voit, est en somme en rapport avec celle de la lésion uréthrale.

Dans les fistules limitées de la fosse naviculaire, on n'observe que la disparition fatale du frein ; le prépuce peut être intact, ou bien plus ou moins endommagé ; il forme jabot ; enfin les téguments, dans d'autres cas, sont détruits plus ou moins loin et plus ou moins irrégulièrement.

III. *Fistules de la partie moyenne, ou du corps du pénis.* — Ces fistules sont infiniment plus rares que les précédentes.

Elles sont d'habitude, le résultat d'ulcérations phagédéniques qui, après avoir produit des dégâts étendus des téguments, finissent par atteindre et perforer l'urèthre au niveau du corps du pénis.

, La figure 7 est un exemple de cette variété de fistules. Un chancre simple phagédénique, encore en voie d'évolution, a détruit le gland et réduit la verge à une sorte de moignon ; l'urèthre, atteint à sa partie moyenne, a été perforé.

Un moulage appartenant à la collection du D<sup>r</sup> Horteloup, au musée de l'hôpital Ricord, et représentant un cas de phagédénisme syphilitique, nous fournit un autre exemple de ces fistules du corps de la verge : le gland ici n'a pas souffert, mais une ulcération profonde a rongé et décollé les téguments de la verge, et l'urèthre a été atteint au milieu du pénis.

Citons enfin un autre cas de ce genre, représenté par un moulage de la collection du D<sup>r</sup> Mauriac, dans ce même

musée, et dont nous avons déjà parlé à propos du phagédénisme syphilitique (page 52).

Il s'agit d'un cas de syphilose phagédénique. L'urèthre
a été perforé à sa partie moyenne ; l'orifice fistuleux a près
de 3 centimètres, suivant son grand diamètre.

Dans cette variété de fistules, les téguments situés au
devant de la perforation sont en général plus ou moins

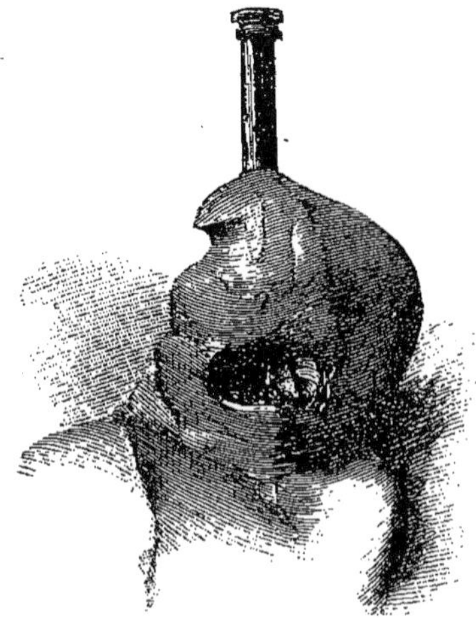

Fig. 7. — Fistule uréthrale produite par un chancre mou phagédénique qui a
détruit une grande partie du gland et des téguments du dos de la verge. —
Chancre datant de 8 mois. (Moulage 28 de la collection de M. le D<sup>r</sup> Humbert.)

détruits ; c'est qu'en effet la partie antérieure de la verge
(prépuce, gland) constitue le siège de prédilection des
chancres simples et des syphilomes, et que quand ils
prennent une marche maligne, ils n'atteignent généralement le corps du pénis qu'après avoir altéré de façon variable les parties où ils ont pris naissance. Un cas beaucoup

plus rare est celui dans lequel existe une fistule ayant succédé à une ulcération de la partie moyenne du pénis, avec intégrité complète du reste de l'organe, et dont nous avons trouvé un exemple dans l'*Atlas des maladies des voies urinaires de MM. Guyon et Bazy* (planche 31).

Obs. XIV (résumée). — La fistule uréthrale, située à la partie moyenne de la face inférieure de la verge, avait eu pour cause un chancre syphilitique. Une sonde introduite dans le canal était vue très nettement par l'orifice uréthral.

La plaie fistuleuse avait un aspect infundibuliforme et avait 2 centimètres de long et un demi de large.

Elle communiquait avec le canal par deux orifices situés l'un au-dessus de l'autre et séparés par une mince languette de tissu que l'ulcération avait respectée.

A part la plaie fistuleuse, il n'existe aucune autre lésion sur la verge ni en avant ni en arrière de la fistule (1).

4° *Hypospadias péno-scrotal accidentel par perte de substance de toute la partie pénienne de l'urèthre.* — Cette dernière variété, heureusement la plus rare de toutes, est ordinairement la suite d'un de ces *chancres* dits *écorçants*, ou *décorticants*, qui sont d'ailleurs la cause ordinaire de désordres aussi étendus.

Le canal est détruit dans toute l'étendue de la verge, et s'ouvre à la racine des bourses : on a alors un véritable hypospadias péno-scrotal accidentel. On trouvera dans l'observation XX que nous devons à l'obligeance de notre maître, M. le D<sup>r</sup> Humbert, un exemple typique de cette 4° variété.

---

(1) Guyon et Bazy. Atlas des maladies des voies urinaires, p. 232.

Chez le malade d'Albarran, dont on a lu précédemment l'observation (Obs. XII), l'urèthre pénien avait été détruit en entier, par un chancre syphilitique du méat, compliqué de phagédénisme.

Telles sont les 4 principales variétés de fistules qui se rencontrent à la suite du chancre mou et des accidents de la syphilis. Peut-être pourrions-nous faire une 5e *variété*, des *fistules* qui peuvent s'observer *au niveau de l'urèthre balanique, en avant de la fosse naviculaire, et près du méat*, et dont nous avons eu un cas chez un de nos malades (Obs. II). Chez ce malade, un chancre syphilitique de la face inférieure du gland a créé un trajet fistuleux un peu en arrière du méat.

La figure 11 représente également une fistule de l'urèthre balanique. Ici la cause a été une syphilide ulcéreuse.

Bien que nous ne puissions prétendre dans cet exposé un peu schématique, avoir montré tous les types, toutes les variétés qui pourront être produites par des ulcérations vénériennes, nous croyons qu'il sera le plus souvent possible de les ramener aux variétés principales que nous venons de décrire.

# CHAPITRE IV

## Caractères généraux. — Anatomie pathologique.

Les fistules uréthro-péniennes, qu'elles succèdent au chancre simple ou à la syphilis, présentent dans leurs caractères une telle analogie que nous avons cru pouvoir faire de ces lésions, d'origine différente, une description commune.

Disons tout d'abord, que, d'une manière générale, les lésions qui nous occupent ne sont pas des fistules dans le sens propre du mot. Si nous avons employé jusqu'alors, et si nous emploierons encore dans notre travail ce mot de fistules pour les désigner, c'est qu'il n'en existe pas d'autre dans la littérature médicale qui puisse nous servir à les nommer.

Nous donnerons donc à ce mot de fistule un sens un peu spécial, et nous dirons désigner par cette appellation tout orifice uréthral anormal, et d'origine accidentelle, toute perforation ou destruction du canal, au niveau de laquelle s'écoule l'urine destinée à passer normalement par le méat.

Ceci étant dit, voyons quels sont les caractères généraux de ces lésions.

I. — Dans la plupart des cas, avons-nous déjà dit, ces perforations du canal uréthral ne sont pas des fistules. Ce sont *des pertes de substance sans trajet*. Ce sont *des trous*, par où passent au moment des mictions les urines détournées de leur orifice normal de sortie.

*Quand*, parfois, *un trajet existe*, il *est toujours unique, direct*, et si *bref*, que les deux orifices muqueux et cutané, semblent se confondre. La peau qui entoure le canal et la muqueuse qui le tapisse sont séparées par une couche d'une minceur extrême, qui représente le corps spongieux de l'urèthre, atrophié au voisinage de la lésion.

L'axe du trajet, quand trajet il y a, est perpendiculaire à l'axe du canal; rarement on le voit prendre, par rapport à ce dernier, une légère obliquité.

II. — Ces fistules, *ces trous*, comme nous les avons appelés, *se font dans la majorité des cas de dehors en dedans*, ce qui s'explique par la rareté comparative des chancres endo-uréthraux.

La perte de substance qui les constitue a l'aspect d'un véritable évidement *en cuvette*, en entonnoir: elle est *cratériforme*. L'orifice externe est élargi, à bords granulants quand la lésion est de date récente.

Dès qu'elle est un peu ancienne, les bords de cet orifice sont tapissés d'une membrane de nouvelle formation, lisse, d'une minceur extrême, adhérente aux tissus voisins, ils sont *épidermisés*. Enfin ils peuvent être indurés, calleux.

Lorsque la perte de substance est considérable, il y a adhérence intime de la peau et des parois de l'urèthre. La peau fait pour ainsi dire corps avec le canal, car le tissu cellulaire a été détruit ou transformé par l'inflammation. Les dimensions de la perte de substance sont très variables.

Livrant à peine passage à un stylet dans certains cas, elles peuvent, dans d'autres, atteindre 2, 3 centimètres et plus.

On peut observer la destruction du canal pénien sur une grande étendue, et même en totalité.

L'orifice est ordinairement à peu près circulaire ; mais si peu qu'il soit de dimensions plus importantes, il prend une forme ovalaire, à grand diamètre parallèle à l'axe du canal, ou très legèrement oblique par rapport à cet axe.

Lorsque la perforation est de dimension suffisante, on aperçoit à travers, la face uréthrale de la paroi supérieure du canal, d'un rouge foncé, enflammée, et quelquefois légèrement ulcérée dans le cas de lésion récente, pâle et lisse si elle est ancienne.

III. — Ces fistules créées par un chancre simple ou un syphilome ne s'observent qu'au pénis, et dans la plupart des cas à la partie antérieure de l'organe. On les voit plus rarement être situées sur le corps de la verge.

Nous ne pensons pas qu'elles aient jamais été observées au scrotum ou au périnée.

Le siège de prédilection de ces fistules à la partie antérieure de la verge, est en rapport avec la localisation la plus habituelle des accidents vénériens qui leur donnent naissance.

La partie du canal située en avant de la fistule reste généralement perméable.

Mais il est des cas où il y a une obstruction complète
(Demarquay) ou incomplète (Toulmouche) du canal (3).
Nous avons eu l'occasion d'observer cette obstruction com-
complète du canal en avant de la fistule, chez le malade
qui a fait le sujet de notre observation III.

En général, le méat conserve intacte sa circonférence,
et reste séparé de l'orifice fistuleux. Parfois cependant, il
est compris dans les dégâts occasionnés par l'ulcération
vénérienne, et se confond avec la gouttière uréthrale qui
résulte d'une destruction de la paroi inférieure du canal.

IV. — *Mutilations péniennes pouvant accompagner la formation des fistules.* — Par la cause même
et le mécanisme de leur production, ces fistules s'accompagnent souvent de mutilations, de difformités péniennes,
qui sont en général d'autant plus considérables, que la
lésion siège plus loin en arrière sur le corps du pénis.

Ces mutilations sont du reste nécessaires : il est en
effet difficile de concevoir qu'une ulcération vénérienne,
si petite qu'elle soit, puisse atteindre l'urèthre sans avoir
détruit dans une certaine mesure les tissus qui l'envi-
ronnent. Une étude anatomo-pathologique des fistules que
nous avons en vue, pour être complète, doit donc com-
prendre la description des mutilations du pénis qui s'observent concomitamment.

Nous verrons quand nous aurons à nous occuper du
traitement de ces fistules qu'il nous faudra, dans ce traite-
tement, compter avec ces lésions qui les accompagnent,

---

(1) Bouilly. Pathologie externe, t. IV. *Loc. cit.*

et que la plus ou moins grande étendue de ces dernières ajoutera aux difficultés déjà si nombreuses, qui apportent obstacle à leur guérison.

Il nous faudra alors non seulement tenter d'oblitérer la fistule elle-même, mais aussi remédier, dans la mesure du possible, à ces déformations de la verge. Ceci étant dit, voyons donc quelles sont ces mutilations et quelles parties du pénis en sont le plus habituellement le siège.

Lorsque la fistule uréthrale a succédé à un chancre simple ou à un syphilome simplement enflammés ou ulcérés, les dégâts se bornent le plus souvent à la simple perforation de l'urèthre, à la section du frein si l'ulcération a débuté sur cet organe.

Il en est tout autrement quand la cause de la fistule a été un chancre mou ou un syphilome compliqués de de phagédénisme ou de gangrène. Dans ces cas, en effet, on se trouve en présence de mutilations qui sont, au point de vue de leurs conséquences, presque aussi importantes que la fistule elle-même.

Les pertes de substance qui sont produites par l'ulcération vénérienne peuvent porter, non seulement sur l'urèthre, mais aussi sur le prépuce, le gland et les téguments de la verge.

Nous avons vu précédemment les caractères des lésions portant sur l'urèthre et les dimensions variables que peuvent présenter ces perforations. Nous n'y reviendrons pas.

Nous décrirons seulement dans ce paragraphe les lésions du pénis qui s'observent concomitamment avec celles qui portent sur le canal.

*a) Prépuce.* — On peut observer l'atrésie plus ou

moins complète de l'orifice préputial, conséquence d'un phimosis inflammatoire dû à une ulcération vénérienne sous-préputiale, qui a creusé un trajet jusqu'à l'urèthre.

Si cette ulcération occupe le dos de la verge, son action destructive peut en même temps s'étendre, par propagation, à la partie correspondante du prépuce, et perforer cet organe dans une étendue suffisante pour que le gland, comprimé de toutes parts par le phimosis inflammatoire, fasse hernie par cet orifice, et vienne, suivant l'expression

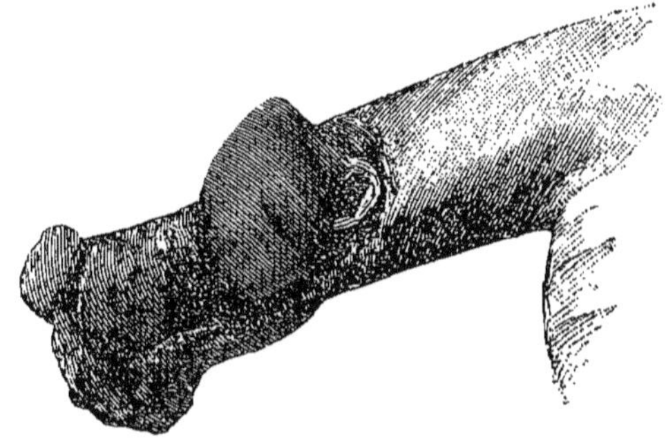

Fig. 8. — Fistule uréthrale de la rainure et cicatrices consécutives à un syphilome ulcéreux.

de Diday « mettre le nez à la fenêtre. » Le prépuce pend alors, en forme de jabot, au-dessous du gland.

Le prépuce est parfois détruit complètement, il est sectionné à un niveau correspondant à la rainure. Il s'est opéré une véritable circoncision ; ou bien, il reste sur un des côtés de la verge, des vestiges de cet organe, sous forme de pendeloques. On peut voir cette dernière disposition sur

la figure 8, qui reproduit un moulage (n° 47) de la collection du D' Humbert, au musée de l'hôpital Ricord ; un syphilome ulcéreux de la rainure glando-préputiale a créé une
fistule uréthrale à ce niveau. Le prépuce a été détruit en
partie, et un lambeau qui a été épargné pend sur le côté
droit de verge.

*b) Fourreau.* — La peau de la verge est détruite
dans une étendue variable. La perte de substance peut ne

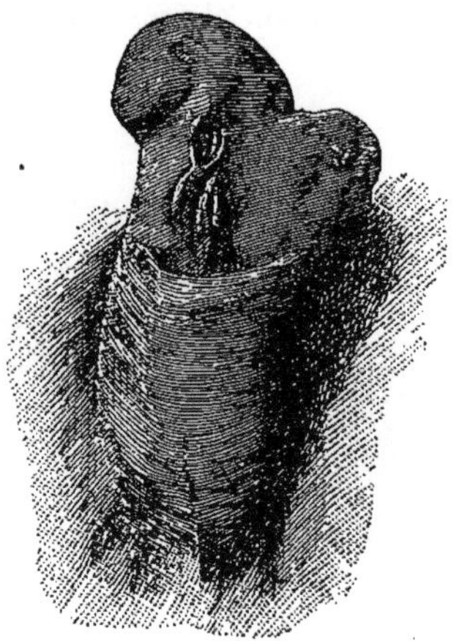

Fig. 9. — Double fistule uréthrale. — Pertes de substance du gland et du fourreau.
(Cicatrices d'un chancre syphilitique phagédénique).

(D'après le moulage n° 10 de la collection de M. le D' Humbert, au musée de
l'hôpital Ricord.)

porter que sur une des faces de l'organe ou bien être circulaire.

En général, lorsque la fistule siège un peu arrière du
gland, ou à la partie moyenne du pénis, les téguments
situés en avant de l'orifice fistuleux sont totalement détruits,

l'ulcération phagédénique qui est la cause de ces désordres ayant cheminé d'avant en arrière.

Il peut rester, sous forme de pendeloques, des lambeaux de peau épargnés par l'ulcération. Enfin, les téguments tout en restant à peu près intacts en arrière de l'orifice fistuleux, peuvent être décollés plus ou moins loin.

On peut voir sur la figure 9 un exemple de ces lésions. Il s'agissait ici d'un chancre syphilitique, ayant débuté au niveau de la rainure. Le gland a été détruit en partie à sa face inférieure, au niveau de la couronne. La peau de la moitié antérieure de la face inférieure de la verge a également disparu. Il n'en reste plus qu'un lambeau latéral qui pend sur le côté gauche de l'organe.

L'urèthre a été perforé dans deux endroits, et mis à nu dans sa moitié antérieure. Les téguments, au-dessous des deux perforations uréthrales, sont décollés d'avec le corps du pénis, et forment comme un gousset au-devant de l'urèthre.

Enfin, dans d'autres cas heureusement plus rares, la verge est dépouillée et comme pelée. Ces dégâts considérables sont dus à cette variété de chancres appelés décorticants ou écorçants. L'obs. XX, que nous devons à l'obligeance de M. le D<sup>r</sup> Humbert, est un bel exemple de ces lésions étendues.

L'urèthre est en général, dans les cas de ce genre, détruit en totalité, et s'ouvre au niveau de l'angle péno-scrotal.

c) *Gland.* — Les dégâts considérables dont le gland est parfois le siège s'observent surtout dans les cas de fistules consécutives aux chancres sous-préputiaux. Sa destruction, qu'elle soit totale ou partielle, est très rapid car l'évolution maligne du chancre, est favorisée par le phimosis, naturel ou accidentel. Le gland peut être rongé inégalement, et la perte de substance ne porter que sur un de ses côtés.

Parfois aussi, indépendamment de l'ulcération qui a creusé dans le tissu spongieux glandulaire un trajet fistu-

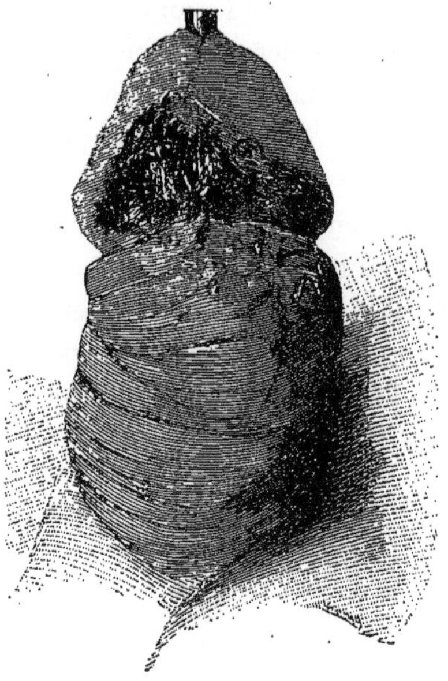

Fig. 10. — Fistule de la fosse naviculaire, produite par un chancre mou phagédénique qui a détruit une grande partie de la face inférieure du gland. (Musée de l'hôpital Ricord. Collection du Dr Humbert.)

leux, il existe une perte de substance de la face opposée du gland, qui a été produite par une ulcération moins profonde que la première. Le gland entamé, évidé sur ses deux faces, a la forme d'un haricot.

Un chancre primitivement localisé au méat, s'est propagé dans l'urèthre qu'il a perforé plus ou moins loin, et le méat est évidé en cuvette, il a un aspect infundibuliforme : il ressemble à un trou conique.

Lorsque la fistule a succédé à un chancre de la rainure, l'ulcération creuse, agrandit le sillon glando-préputial, de telle sorte que le gland est comme pédiculisé. Enfin, quand il y a perte de substance du corps spongieux d'un côté seulement de l'organe, le gland s'incurve du côté lésé, et forme avec la verge un angle qui se rapproche plus ou moins d'un angle droit.

Les désordres les plus graves sont dus aux chancres gangréneux. Le gland peut être détruit en totalité, détaché, amputé. Cette destruction en masse peut intéresser la partie antérieure des corps caverneux.

Dans des cas fort rares, on a signalé une amputation partielle, et même totale, du corps du pénis.

Voilà décrites dans leurs grandes lignes, les principales mutilations péniennes qu'on peut rencontrer en même temps que les fistules uréthrales.

Cet exposé, forcément un peu schématique, ne contient que les désordres qu'on observe le plus ordinairement à la suite des chancres gangréneux et phagédéniques.

Nous ne saurions prétendre à envisager toutes les lésions si variées que peuvent produire les chancres phagédéniques et les syphilis malignes.

Si, maintenant, nous voulions résumer en quelques lignes les caractères généraux spéciaux et communs aux fistules d'origine chancreuse et syphilitique, nous dirions : Que ces fistules sont presque toujours situées à la partie antérieure de la verge ; et qu'en tous les cas elles ne s'observent qu'au pénis.

Qu'elles se forment dans la majorité des cas de dehors en dedans. (Les syphilomes et les chancres endo-uréthraux étant les plus rares.)

Qu'elles s'accompagnent souvent de mutilations plus ou moins considérables de l'organe, mutilations qui peuvent présenter des variétés infinies dans leur aspect, leur forme, leur siège, leur étendue et qui peuvent porter sur le gland, le prépuce, le fourreau en même temps que sur l'urèthre.

Si, après cette étude des caractères généraux des fistules causées par le chancre mou et la syphilis, nous rappelons les caractères propres aux fistules d'origine blennorrhagique, il nous sera facile de montrer les différences considérables qui existent entre ces dernières et les premières.

Les fistules d'origine blennorrhagique se produisent en général de dedans en dehors. Celles qui nous occupent se font de dehors en dedans.

Elles s'ouvrent à la peau par un petit orifice caché parfois dans un repli cutané et souvent difficile à découvrir. L'orifice uréthral est plus grand que l'orifice cutané.

Ce sont la plupart du temps de simples pertuis. Les fistules, d'origines chancreuse et syphilitique, sont toujours de dimensions plus considérables. L'orifice externe ou cutané est toujours plus large que l'orifice uréthral.

Le trajet des fistules qui succèdent à la blennorrhagie est parfois très oblique à l'axe du canal.

Celui des fistules d'origine syphilitique est toujours

direct, et très court. Les fistules qui succèdent à la blennorrhagie siègent de préférence au scrotum ou au périnée.

Celles qui nous occupent dans ce travail, s'observent exclusivement au pénis.

Les fistules péniennes de la blennorrhagie ne s'accompagnent jamais de difformités péniennes.

Les fistules créées par le chancre simple et les syphilomes sont presque toujours aggravées par des mutilations de la verge.

Il est, croyons-nous, inutile d'insister plus longuement sur les caractères qui différencient les fistules de la blennorrhagie, de celles créées par le chancre mou et la syphilis.

Elles n'ont de commun que leur origine vénérienne.

# CHAPITRE V

## Symptômes. — Diagnostic. — Pronostic

### Symptômes

Les symptômes de ces fistules se résument: dans les troubles apportés à la miction et à l'éjaculation, dans l'irrégularité de l'érection, et si la perte de substance du tissu spongieux est considérable, dans l'impossibilité du coït.

Ces troubles, naturellement, seront très variables suivant les cas, l'étendue de la perte de substance de l'urèthre et des tissus érectiles, la gravité des complications (oblitération, mutilations, etc.).

Dans les fistules de petite dimension ou de dimension moyenne, l'urine passe en partie par la perforation, en partie par la voie normale.

Si au contraire, la perte de substance du canal de l'urèthre est assez large, elle peut laisser passer toutes les urines.

Il va sans dire que la compression de l'urèthre, ou son oblitération plus ou moins complète en avant de la fistule, augmente l'écoulement par l'orifice anormal.

L'urine qui passe par la fistule, sort en bavant, sans former de jet. Dans les fistules de petites dimensions coïncidant avec l'oblitération de la partie antérieure du canal, elle peut être plus ou moins projetée.

L'urine, en coulant le long de la peau de la verge, jusqu'au scrotum, peut déterminer de l'érythème et des érosions qui sont très douloureuses. Les malades, affectés de ces fistules, émanent une odeur urineuse très désagréable.

L'éjaculation se fait irrégulièrement et les troubles de cette fonction sont généralement en rapport avec l'étendue de la perte de substance.

Si l'orifice fistuleux de l'urèthre est très étroit, il peut se faire que le sperme lancé avec force évite cet obstacle et suive la voie normale. C'est le fait le plus rare. La plupart du temps, le sperme, soit qu'il rencontre un obstacle dans le rétrécissement qui très souvent siège en arrière de la perte de substance, soit en raison des dimensions de l'orifice anormal, s'échappe en grande partie, ou totalement, par ce dernier.

Enfin, dans le cas de fistules larges et anciennes, le gland est parfois ratatiné, flétri. Il est de règle que l'érection soit irrégulière, le corps spongieux étant toujours plus ou moins lésé.

La verge s'incurve du côté du corps spongieux qui a été lésé, c'est-à-dire qu'elle forme une courbe à concavité ouverte de ce côté. La copulation peut être difficile. Enfin si les mutilations qui accompagnent la fistule sont plus importantes, l'érection, et par suite le coït, peuvent être totalement impossibles.

## DIAGNOSTIC

Le diagnostic *de la fistule* en elle-même, n'offre aucune difficulté. Il s'impose. Le malade est le premier à signaler au chirurgien, qu'il perd de l'urine par une perforation anormale de l'urèthre.

L'écoulement de l'urine par cet orifice, qui se fait tantôt goutte à goutte, tantôt en grande quantité, est donc le symptôme essentiel. Dans les cas de fistules que nous étudions, il est absolument inutile d'user du procédé de la compression de l'urèthre en avant de la fistule, pour s'assurer que l'urine s'écoule par son orifice, et bien moins encore du procédé qui consiste à entourer la verge d'un linge, avant de faire uriner le malade, afin d'obtenir sur ce linge une tache, due à l'urine qui filtre par l'orifice fistuleux. Ce sont là des expédients qui n'ont leur utilité que dans les fistulettes presque capillaires, et dont l'origine est tout autre que celles dont nous parlons ici. Dans les fistules d'origine chancreuse et syphilitique en effet, même lorsqu'elle sont petites, l'orifice de la fistule est toujours assez grand pour permettre de constater facilement qu'il livre passage à l'urine.

Dans les cas de fistules de petites dimensions on pourra, à l'aide d'un stylet ou d'une sonde cannelée, rechercher la direction du canal accidentel, en combinant cette opération avec le cathétérisme de l'urèthre. La forme et l'étendue de l'orifice externe seront appréciées par la simple inspection; celles de l'orifice interne seront jugées par l'étendue de la sonde uréthrale visible à travers la perforation de l'urèthre.

Enfin, on devra noter soigneusement le degré de perméabilité du canal en avant de la fistule, et rechercher s'il n'existe pas de rétrécissement de l'urèthre, et le niveau auquel il siège. On voit donc que le diagnostic de la lésion n'offre aucune difficulté.

*Le diagnostic de la cause* mérite de nous arrêter plus longuement.

En présence d'une fistule uréthrale de la verge constituée par une perte de substance qui présente l'aspect d'un entonnoir, d'un évidement en cuvette, cratériforme, à orifice externe arrondi ou ovalaire, à orifice uréthral plus petit; perte de substance sans trajet (ou ne possédant en tous cas qu'un trajet d'une extrême brièveté, perpendiculaire à l'axe de l'urèthre) et s'accompagnant parfois de mutilations plus ou moins considérables du corps du pénis, on peut affirmer qu'on a affaire à une perforation de l'urèthre ayant eu pour origine une ulcération vénérienne.

Si le malade vous dit que l'ulcération a progressé de dehors en dedans, la certitude est absolue. Seuls un chancre simple ou un syphilome ont pu produire une semblable fistule.

Mais, où le diagnostic devient parfois singulièrement difficile, c'est lorsqu'il s'agit de déterminer laquelle de ces deux maladies a déterminé la lésion.

Deux hypothèses peuvent être envisagées. Ou bien le chirurgien appelé à se prononcer se trouve en présence d'une fistule établie depuis longtemps, et toute trace de la maladie qui lui a donné naissance a disparu : ou bien l'ulcération vénérienne qui en a été la cause est encore en voie d'évolution.

Dans la première hypothèse, et en se bornant aux renseignements fournis par l'examen de la perte de substance, il lui est à peu près impossible de pouvoir dire si la cause a été un chancre simple ou un syphilome, les mutilations qui parfois peuvent accompagner la fistule ayant pu tout aussi bien avoir été produites par ces deux accidents vénériens.

Les anamnestiques tirés du malade pourront dans certains cas être de quelque secours. On devra néanmoins, chercher à établir le diagnostic de la cause, en pratiquant un examen minutieux du malade ; rechercher s'il n'existe pas sur la peau, sur les muqueuses, quelques traces d'une syphilis antérieure ; si ce malade ne présente pas d'adénopathies. Si le résultat de cet examen permettait de croire à l'existence d'une syphilis ancienne dans les antécédents du malade, on serait en droit de supposer que la fistule a été produite par un syphilome.

Mais si cet examen est négatif, si on ne trouve rien, il est impossible de rattacher la lésion à l'une ou à l'autre de ces deux maladies.

Supposons maintenant que nous nous trouvions en face d'un malade affecté d'une fistule uréthrale de date récente, et chez lequel l'ulcération qui a créé la fistule est encore en voie d'évolution.

Il est alors souvent facile de poser le diagnostic, chancre simple ou syphilis, en se basant sur le caractère de cette ulcération.

Mais ce serait une erreur de croire qu'il en est toujours ainsi, notamment quand on est en présence d'une ulcération vénérienne compliquée de phagédénisme, ou de gangrène, et le diagnostic entre le chancre infectant et le chancre simple présente de sérieuses difficultés.

L'induration sur laquelle on se base pour aider au diagnostic de la syphilis a été détruite, et la plaie qui occupe la place du chancre a toute la physionomie du chancre simple phagédénique.

Elle peut d'ailleurs présenter toutes les variétés de phagédénisme que nous connaissons.

En présence d'une ulcération de cette nature, il nous semble difficile de poser le diagnostic rétrospectif de l'ulcération primitive, c'est-à-dire d'établir si elle était molle ou indurée.

Certaines syphilides tertiaires ulcérées, peu étendues, rappellent aussi par leur aspect le chancre simple enflammé, et cette similitude dans l'aspect de ces ulcérations peut créer de grands embarras, quand il faut déterminer l'origine de la perforation uréthrale.

La peau, les muqueuses buccale et palatine, seront interrogées avec soin, on recherchera les adénopathies multiples et indolores de la syphilis.

Enfin, on devra instituer un traitement antisyphilitique, dont les résultats serviront de base au diagnostic.

Les anamnestiques fournis par le malade (durée de l'incubation, éruptions cutanées, etc.), auxquels il ne faut attacher qu'une demi-confiance, pourront cependant nous être de quelque secours.

Comme dernière ressource, on pourrait recourir à l'inoculation.

La connaissance exacte de la maladie qui a donné naissance à la fistule, a une très grande importance au point de vue du traitement préliminaire à faire suivre au malade, avant l'intervention chirurgicale.

Le diagnostic peut se résumer en deux mots :

*Difficulté,* sauf pour quelques cas particuliers, *de re-*

*connaître si la fistule a succédé au chancre simple ou à la syphilis. Facilité de reconnaître qu'elle a succédé à l'une de ces deux maladies ;* le siège, la forme, l'étendue de la fistule, les mutilations péniennes qui peuvent exister en même temps qu'elle, ne laissent aucun doute à cet égard.

D'une manière générale, en effet, les fistules qui se produisent de dedans en dehors (rétrécissements, blennorrhagie) sont des orifices plus ou moins gros, mais non des pertes de substance avec difformités du pénis.


### PRONOSTIC


Les fistules uréthro-péniennes que nous venons d'étudier, n'ont, en général, aucun retentissement sur l'état général du malade.

Cependant, elles constituent une infirmité déplorable et qui peut affecter le moral du malade devenu un objet de répulsion pour son entourage, en raison de l'odeur urineuse qu'il exhale.

Ces fistules n'acquièrent un pronostic sérieux qu'en raison des difficultés de leur traitement.

Nous verrons en étudiant ce traitement quels sont les obstacles que rencontre le chirurgien qui tente d'obtenir l'occlusion de ces fistules. On peut dire, d'une manière générale, que le pronostic de la fistule sera d'autant plus grave, que la perte de substance qui la constitue est plus considérable, et que les mutilations du pénis seront plus étendues.

La syphilis, dont l'influence est si nuisible sur les opérations autoplastiques, donnera un caractère plus grave aux fistules qui lui succèdent.

Le peu d'épaisseur des tissus à rapprocher ou à réunir, la difficulté de protéger la plaie contre l'urine, l'impossibilité d'immobiliser la région sur laquelle on a à opérer, les variations physiologiques du volume de la verge (érection, miction), l'état local de l'urèthre, sont autant de raisons qui rendent difficile le traitement des fistules péniennes en général.

Nous devrons nous attendre dans certains cas à des échecs répétés, et nous n'obtiendrons de résultat satisfaisant qu'après plusieurs opérations successives.

Enfin, il est un autre point qui aggrave le pronostic des fistules péniennes d'origine vénérienne (chancre mou et syphilis), nous voulons parler des difformités péniennes, parfois incurables, et de leurs conséquences au point de vue de la copulation qui peut être gênée, de l'éjaculation qui est vicieuse et rend la fécondation difficile.

En résumé, ces fistules ont un pronostic sérieux en raison des obstacles multiples que l'on rencontre dans leur traitement et des difformités péniennes qu'elles peuvent laisser à leur suite.

# CHAPITRE VI

## Traitement.

La fréquence des fistules de l'urèthre pénien à la suite
d'ulcérations vénériennes, chez des sujets jeunes, en pleine
activité sexuelle, les mutilations dont souvent elles s'accompagnent, et qui créent chez ceux qui en sont atteints
une sorte d'infériorité sexuelle, les troubles apportés dans
l'éjaculation et qui peuvent rendre la fécondation difficile
ou impossible, enfin les inconvénients multiples qui résul-
tent des modifications qu'elles créent dans la miction, dé-
montrent assez l'importance qu'il y a à leur porter remède.

Quand il en est temps encore, il va sans dire qu'on
doit s'efforcer de prévenir ces lésions par un traitement
rapide et énergique : débridements du prépuce dans les
cas de chancres sous-préputiaux ulcérés ou gangréneux,
et enfermés sous un phimosis ; pansement antiseptique et
protection de la plaie contre les causes d'irritation locales
(chancres du filet) ; traitement mixte ou ioduré dans les
cas de syphilomes ulcéreux, en un mot, emploi de tous les
moyens locaux ou généraux que nous possédons pour
arrêter ou empêcher le phagédénisme.

Ce sont-là des mesures constituant ce qu'on pourrait
en quelque sorte appeler *le traitement préventif* des fistules

d'origine vénérienne. Mais, il peut se faire que, en l'absence de ces soins, ou malgré eux, nous nous trouvions en présence d'une perforation de l'urèthre, et que l'ulcération qui en est la cause évolue encore. Sans perdre de temps, il faut alors instituer un traitement interne énergique. L'administration de l'iodure de potassium à haute dose, associée aux frictions mercurielles, lorsqu'il s'agit de syphilomes ulcérés, arrêteront les progrès du mal, favoriseront la cicatrisation de l'ulcération, et souvent on pourra voir la perte de substance qui constituait la fistule se combler, puis se cicatriser. Les observations d'Ozenne, de Ledrain, qu'on a lues dans notre travail (Obs. VI et VII), nous donnent des exemples de la rapidité avec laquelle la guérison de semblables fistules peut parfois s'obtenir.

Mais, la plupart du temps, il est trop tard pour avoir recours au traitement médical, en l'efficacité duquel il ne faut plus compter, car nous avons affaire à des lésions que l'incurie des malades a laissé s'établir d'une manière définitive.

Les bords et les parois qui limitent la perte de substance sont recouverts de tissu cicatriciel. C'est alors au traitement chirurgical qu'il faut recourir, en vue d'obtenir l'occlusion de la fistule.

Nous verrons, dans le 2° paragraphe de ce chapitre, quel sera ce traitement chirurgical. Mais, avant de l'exposer, il nous semble indispensable d'étudier ici les conditions qui le rendent parfois difficile ou infructueux, et les causes particulières qui peuvent apporter obstacle à la guérison des fistules péniennes qui font l'objet de notre étude.

Il va sans dire que la plupart des conditions défavorables à la cicatrisation des trajets fistuleux de l'urèthre pénien possédant des origines diverses, existent également pour les fistules du chancre simple et de la syphilis.

Parmi les causes multiples qui ont fait échouer un grand nombre d'opérations faites en vue de la guérison des fistules péniennes en général, on trouve partout signalée la présence de l'urine au contact de la plaie comme étant la cause la plus fréquente d'insuccès.

La plupart des chirurgiens sont d'accord sur les propriétés antiplastiques de l'urine.

Pour Verneuil, l'urine normale ne saurait être nuisible, et ne devient un obstacle à la réunion que lorsqu'elle est ammoniacale ou trop acide (1). Peut-être serait-il plus simple d'admettre que ce liquide exerce une action mécanique sur la désunion des plaies.

Nous n'avons pas ici à discuter ce point spécial de la nocuité de l'urine dans la réunion des plaies. Nous rapporterons cependant une observation que nous empruntons à Verneuil, et qui montre bien la nécessité de tenir compte de ses qualités quand il s'agit de la cure des fistules urinaires.

Nous y puiserons, du reste, d'utiles enseignements au point de vue du choix que nous aurons à faire d'une méthode de suture, lorsque nous aurons, dans le traitement chirurgical, à parler de l'uréthrorraphie.

Voici cette intéressante observation, que nous donnons en entier.

_______________

(1) Verneuil. *Bull. de la Soc. de chir.*, t. X, 10 déc. 1884, p. 899.

## OBSERVATION XV

*Fistule pénienne. — Avivement et suture par la méthode
américaine. — Réunion complète. — Fistule secondaire
suivant le trajet de l'un des fils. — Formation de petits
graviers d'acide urique dans la fistule; persistance de
celle-ci.*

L. P..., 4o ans, taille moyenne, constitution excellente, mais
emphysémateux et arthritique. En 1883, chancre mou près du
filet, perforation de la paroi inférieure de l'urèthre, guérison avec
persistance, à la base du gland, d'une fistule mesurant 8 à 9 millimètres d'avant en arrière, et 5 millimètres dans le sens trans-
versal, à bords souples, mais fort minces. Toute trace d'inflammation a disparu ; il y a seulement, et de longue date, un peu
de blennorrhée.

Je pratique l'uréthrorrhaphie, le 3 mars 1884. Le peu d'épaisseur des bords de la fistule rend l'avivement, sans perte de substance, assez délicat. Cependant, en ayant soin de distendre le
canal avec une sonde de caoutchouc rouge de 8 millimètres, je
crée autour de l'orifice fistuleux et sans l'agrandir, une zone
d'avivement de 5 millimètres au moins.

J'emploie du fil de fer recuit extrêmement fin et les aiguilles
très petites dont on se sert pour les entérorraphies. Je place sur
la ligne médiane six sutures très rapprochées, en m'efforçant,
suivant les préceptes de la méthode américaine, de ne point faire
pénétrer les fils dans la cavité de l'urèthre. Malgré toute mon
attention, je pus constater qu'un d'entre eux était à nu dans le
canal par son anse, car je perçus un frottement en introduisant
une sonde de caoutchouc rouge, n° 14, que je fixai pour permettre l'évacuation de l'urine, à volonté.

Comme pansement, je plaçai entre le prépuce et la ligne de
suture une petite compresse de mousseline très fine, de quelques

millimètres de largeur, et bien imprégnée de poudre d'iodoforme.

Or, P..., bon vivant et courageux, n'était pas très sobre; il
buvait volontiers le bourgogne, le champagne et le cognac; je
le mis au régime quelques jours avant l'opération, et après
celle-ci je prescrivis l'eau de Vals, le bromure de potassium à
4 grammes par jour et une alimentation rafraîchissante.

Le lendemain et le surlendemain, tout allait à souhait. Les
urines étaient évacuées toutes les deux heures, et la sonde fonc-
tionnait à merveille. Mais le malade très insubordonné, se trou-
vant mal dans son lit et tourmenté d'ailleurs par un accès d'em-
physème assez fort, passa plusieurs heures dans son fauteuil, et
malgré toutes les supplications de sa garde, se fit donner dans la
journée trois verres à bordeaux de madère. Pourtant, tout allait
encore bien le 5 au soir, j'insistai cependant beaucoup sur l'usage
de l'eau de Vals, parce que les urines devenaient un peu muqueuses et fortement chargées de dépôts uratiques. Dans la nuit
suivante la sonde se boucha ou se déplaça, et le malade, après
plusieurs vaines tentatives pour faire couler l'urine, finit par
retirer l'instrument.

Le 6, j'examinai la plaie pour la première fois; ayant tiré avec
précaution le prépuce, je trouvai la petite compresse iodoformée
imbibée de suppuration; toutefois les sutures tenaient bon, la
réunion semblait accomplie, et il n'y avait aucune trace d'inflammation. Je remplis de nouveau le cul-de-sac balano-préputial de
poudre d'iodoforme, dans la région opérée, remettant à plus tard
l'ablation des sutures.

Ayant appris que le patient touchait continuellement à son
pansement, à la sonde, je ne replaçai pas celle-ci, qui avait d'ailleurs provoqué une uréthrite assez prononcée, et je prescrivis le
cathétérisme toutes les trois heures environ. J'en chargeai le malade
qui, devant moi, avait introduit très habilement la même sonde.

Le lendemain 7, un peu d'urine s'échappa par la paroi inférieure de l'urèthre, en quantité bien minime cependant, car la
poudre d'iodoforme n'était pas entraînée.

Le 8, même phénomène.

Le 9, j'enlève 4 points de suture et n'aperçois rien de suspect; la réunion paraît complète. J'introduis doucement la sonde de caoutchouc rouge par le méat, et je ne la vois nulle part au niveau de l'ancienne perforation.

Le 10, tout va bien. Le 11, l'urine passe de nouveau; j'enlève les deux derniers points de suture; je lave soigneusement la ligne de réunion avec un pinceau; je constate le succès absolu de la suture, et j'affirme que la fistule est fermée. Cependant l'urine ayant passé le 12, je reviens le lendemain et fais uriner le malade devant moi. Alors, à ma grande surprise, je vois un petit filet d'urine qui jaillit à 2 ou 3 millimètres de la ligne de réunion, du côté droit, et perpendiculairement à l'axe de la verge; il répond à l'orifice d'un des points de suture, sans doute de celui qui pénétrait dans la cavité uréthrale.

Ayant vu plusieurs fois à la suite de la fistule vésico-vaginale de petits pertuis semblables se fermer spontanément ou à la suite de quelques cautérisations légères, je portai donc à diverses reprises la pointe aiguë d'un crayon de nitrate d'argent dans l'orifice fistuleux dans l'espoir d'obtenir une cicatrisation secondaire. Ce moyen resta sans succès.

Sur ces entrefaites, M. P... fut pris d'un violent accès de congestion pulmonaire, suite probable de refroidissement et qui m'inspira quelques inquiétudes. A la fin du mois de mars, je m'occupai de nouveau de la fistulette urinaire qui ne s'était pas modifiée. Je m'expliquais difficilement sa persistance, lorsque le 31 mars nous en eûmes l'explication.

Nous avions remarqué au niveau du trajet fistuleux une induration manifeste qui tranchait sur la souplesse des parties voisines. P..., qui comme je l'ai dit, s'occupait continuellement de son mal, ressentait une légère douleur dans ce point. Il le travailla avec la pointe d'une épingle et parvint à en extraire un petit calcul d'un millimètre et demi environ de diamètre, dur, jaunâtre et manifestement composé d'acide urique. Les jours suivants, d'autres petits grains beaucoup plus fins sortirent encore. La fistule ainsi désobstruée livra passage à un jet d'urine plus volumineux.

J'espérais que l'issue de ces corps étrangers amènerait la guérison, mais il n'en fut rien. La fistule se rétrécit à la vérité les jours suivants; mais lorsque le malade quitta Paris, elle donnait toujours passage à l'urine.

J'ai reçu de P..., au mois de mai, une lettre où il est dit que la guérison spontanée ne s'est point effectuée et qu'une petite opération secondaire sera nécessaire. Il est bien évident que l'urine, très chargée de sels, s'insinuait le long du fil qui pénétrait dans l'urèthre; qu'elle a déposé une concrétion, devenue l'origine de la fistulette secondaire; et que ce fâcheux incident n'aurait pas eu lieu si cette urine avait été chimiquement moins riche en acide urique.

Pour empêcher l'arrivée de l'urine sur les bords avivés, suturés de la fistule, ou sur le lambeau qui la ferme, on a eu recours à divers procédés : sonde à demeure, cathétérisme répété, boutonnière périnéale (Viguerie, Ricord), enfin ponctions répétées de la vessie à l'aide de l'aspirateur Dieulafoy (Tillaux).

Malgré les inconvénients qu'on a reprochés parfois à la sonde mise à demeure, et entre autres, l'inflammation plus ou moins intense de la muqueuse uréthrale dont elle est peut-être la cause, nous pensons qu'on doit l'employer de préférence, comme moyen de dérivation des urines dans le traitement des fistules uréthro-péniennes à la condition toutefois de ne pas employer n'importe quelle sonde, ou une sonde d'un calibre quelconque. Il est essentiel, pour qu'elle soit vraiment utile, qu'elle ne soit pas d'un trop gros calibre. Elle irriterait alors la muqueuse uréthrale et serait d'ailleurs difficilement supportée.

En cas d'excès contraire, le malade pouvant uriner entre la sonde et les parois du canal, il est donc important d'employer une sonde choisie d'un calibre correspondant exactement à celui du canal du malade. La sonde restera constamment ouverte, c'est-à-dire qu'on ne mettra pas à son orifice externe un fosset qui empêcherait le libre écoulement de l'urine.

Un pansement légèrement compressif appliqué autour de la verge pendant les premiers jours qui suivront l'opération, pourra dans la plupart des cas, empêcher l'urine de s'infiltrer entre la sonde et les parois du canal.

La sonde sera de préférence une sonde molle en caoutchouc rouge.

Si le malade était indocile, si la sonde mise à demeure était mal supportée, nous aurions recours au cathétérisme répété, ou aux ponctions de la vessie avec l'aspirateur Dieulafoy, ces ponctions pouvant être répétées pendant plusieurs jours sans inconvénient sérieux. L'impossibilité où l'on est de s'opposer à la mobilité de la région, les variations physiologiques de l'organe pendant la durée du traitement, etc..., sont autant de causes d'insuccès, s'il s'agit surtout d'une uréthroplastie : car il peut arriver que des adhérences qui commençaient à se faire soient rompues.

Nous devons enfin insister tout particulièrement sur l'influence nuisible que possède la syphilis sur la réunion des plaies, et le résultat des opérations que nous aurons à tenter.

### TRAITEMENT PRÉ-OPÉRATOIRE

Jobert, dans son *Traité de chirurgie plastique*, parlant de cette influence de la syphilis sur le résultat des opéra-autoplastiques, s'exprime ainsi : « Ce n'est pas tout que de préparer un malade et de disposer son moral à l'opéra-tion, il faut se demander s'il n'existe pas dans sa constitu-tion quelque affection spécifique telle que la syphilis qui a tant d'influence sur la réunion des plaies et le résultat des opérations. L'expérience nous a démontré que la réunion ne se fait qu'incomplètement ou n'a pas lieu lorsqu'on opère dans de semblables circonstances. Des malades sur lesquels nous avons pratiqué l'autoplastie ont plusieurs fois de suite été soumis à la même opération parce qu'il existait chez eux une cause syphilitique. Ce n'est qu'après les avoir soumis à un traitement général que nous avons obtenu la guérison », et il raconte l'histoire d'un malade affecté d'une fistule uréthrale située au-devant des bourses, et que l'autoplastie n'est venue à bout de guérir qu'après qu'il eut subi un traitement anti-syphilitique complet.

Obs. XVI. — M. le D$^r$ *Humbert* nous a communiqué le cas d'un jeune Américain opéré par lui en 1888 pour une fistule de la fosse naviculaire, consécutive à un chancre syphilitique.

La fistule datait de deux ans.

Le malade relevait à peine d'une hémiplégie gauche.

Il avait une gomme ulcérée de la voûte du palais avec per-foration.

Notre Maître le soumit à un traitement, mais comme son

malade était très pressé, il n'attendit pas assez longtemps pour opérer la fistule.

La première tentative échoua.

La cicatrisation ne se fit pas et il dut s'y reprendre à trois fois avant d'obtenir un résultat satisfaisant.

Ainsi, lorsque nous aurons à opérer une fistule d'origine syphilitique, alors même que la syphilis remonterait à plusieurs années, à plus forte raison si la maladie évolue encore, nous devrons toujours, si nous ne voulons pas marcher vers un échec presque certain, instituer un traitement général *avant, pendant et après l'opération*.

Enfin, et c'est là un point capital de ce traitement préliminaire des fistules uréthro-péniennes, le chirurgien devra toujours rendre facile et large la voie normale des urines : l'examen de l'urèthre qui permettra de reconnaître s'il existe des rétrécissements, si le canal a conservé sa perméabilité au devant de la fistule, etc..., est indispensable dans les cas de fistules qui nous occupent.

On devra donc employer les nombreux moyens que nous offre la chirurgie : dilatation permanente ou temporaire, graduelle ou forcée en cas de rétrécissements légers ; l'uréthrotomie interne si le rétrécissement est infranchissable ou si l'urèthre est obstrué en avant de la fistule, etc...

En résumé, le traitement préliminaire ou pré-opératoire des fistules uréthro-péniennes consécutives au chancre mou et aux syphilomes comprend 3 grandes indications qu'il est indispensable de remplir pour arriver au succès :

1° *Traitement destiné à modifier la qualité des urines ;*

2° *Traitement antisyphilitique prolongé, quand la fistule*

*à opérer est le résultat de la syphilis, ou qu'une syphilis antérieure est soupçonnée chez le malade ;*

*3° Rendre facile et large la voie normale des urines par l'emploi des nombreux moyens chirurgicaux qui sont en notre pouvoir.*

Nous avons à dessein consacré à ce traitement préliminaire un développement un peu étendu en raison de l'importance capitale que nous lui attribuons dans la réussite du traitement de la fistule elle-même.

## TRAITEMENT CHIRURGICAL

Nous aurons forcément recours, pour le traitement chirurgical des fistules qui nous occupent, aux 3 procédés classiques :

A *Cautérisation ;*
B *Uréthrorraphie ;*
C *Uréthroplastie.*

Mais, à part quelques cas bien particuliers, nous ne pourrons nous contenter d'un seul de ces procédés. Nous devrons la plupart du temps les associer entre eux. Enfin, souvent aussi il nous faudra les modifier d'une façon notable, et parfois même en imaginer de nouveaux.

*Nous ne devons pas non plus espérer arriver à un résultat satisfaisant après une opération unique.*

*Ce n'est qu'au prix de plusieurs opérations successives* que nous obtiendrons une réparation parfaite de la fistule. Cela se comprend, si on se rappelle ce que nous avons dit en parlant de l'étendue de ces lésions. Enfin, le traitement de la fistule elle-même ne devra pas être notre seul souci.

Nous connaissons en effet les mutilations qui accompagnent, dans de nombreux cas, les fistules elles-mêmes ; nous savons quelles conséquences ont ces mutilations péniennes au point de vue des rapports sexuels, de l'éjaculation et de la fécondation ; nous devrons donc diriger également nos efforts en vue de corriger autant que possible ces difformités de la verge.

Pour la facilité de l'exposé du traitement, nous étudierons successivement les 3 procédés classiques dont nous avons parlé, en indiquant à propos de chacun d'eux dans quels cas ils devront être employés de préférence, et quel résultat nous devons attendre de leur emploi.

*a) Cautérisation.* — Nous ne pouvons, dans un ouvrage forcément restreint comme le nôtre, décrire en détail tous les procédés de cautérisation imaginés et mis en usage par les nombreux chirurgiens qui se sont occupés du traitement des fistules péniennes de l'urèthre, et dont la plupart sont aujourd'hui délaissés.

Disons seulement que les substances employées dans ce but sont nombreuses.

Nous citerons parmi les principales : le nitrate d'argent, l'acide nitrique, le chlorure de zinc, la teinture d'iode, la teinture de cantharides (surtout employée par Dieffenbach) le stylet rougi, l'anse galvano-caustique, la pointe fine du thermo-cautère.

Bien que chacun de ces agents physiques ou chimiques ait pu, dans des cas donnés, amener la guérison de petites fistules péniennes, nous nous bornerons à indiquer ceux qui nous semblent préférables soit en raison de leur effet rapide soit à cause de leur emploi facile.

Le *nitrate d'argent* est un des caustiques le plus communément employés.

On touche les bords de la fistule à différentes reprises et plusieurs jours de suite. Après la chute de l'eschare produite par ces attouchements répétés, il se produit une plaie vive dont les bords bourgeonnants, gonflés, s'accolent, et qui se cicatrise assez vite à la condition qu'on ait pris soin de s'opposer au passage de l'urine par la fistule, ce qu'on obtiendra par la sonde à demeure ou le cathétérisme répété.

Malheureusement, le nitrate d'argent ainsi employé ne cautérise guère que l'orifice cutané, et la cicatrice obtenue par ce moyen est faible, elle peut se déchirer dans la suite soit pendant la miction, soit au moment du coït (Dieffenbach).

De plus, en cas d'insuccès il peut se faire que la fistule se trouve agrandie du fait même de la chute de l'eschare qu'on a provoquée.

Peut-être serait-il préférable d'employer le *nitrate d'argent en solution au* 1/10. Le liquide caustique pénètre dans le trajet fistuleux et produit une cautérisation plus étendue. Il peut par suite aider plus aisément à l'occlusion de la fistule.

Un chirurgien anglais, Noble Smith, guérit simultanément par l'emploi de ce caustique 3 fistulettes situées au niveau du frein, et qui étaient le résultat d'un chancre gangréneux.

On trouvera décrits dans l'observation ci-dessous le

A. Saint-Hilaire.

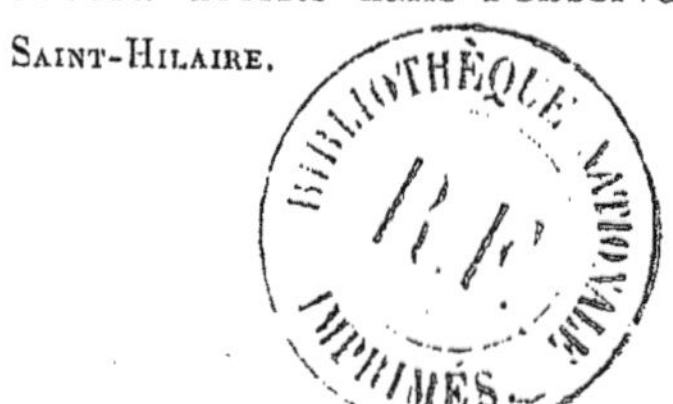

mode opératoire suivi par ce chirurgien et l'appareil très simple et très ingénieux qui lui servit à porter le caustique au niveau des orifices fistuleux, tout en protégeant les parois saines du canal contre son action.


### Observation XVII

Noble Smith. *British Med. journal,* 1874.

Le malade était un jeune jeune homme de 25 ans, de constitution délicate, il était particulièrement affaibli à cause de ses habitudes de débauche. Il avait attrapé plusieurs fois la chaudepisse, et dans le commencement d'octobre 1871, il contracta un chancre à la base du frein. Ce chancre augmenta graduellement et vers le 15 du mois suivant le malade se soumit à un traitement et guérit complètement. L'ulcère réapparut avec un caractère gangréneux.

Vers le 14 janvier 1872 et le 25 janvier, après la chute de l'eschare, on voyait 3 petits orifices conduisant à l'urèthre.

Au mois d'août suivant il fut atteint de delirium tremens, et le 2 février 1873 il consentit à subir un traitement pour ses fistules urinaires.

Ces orifices se couvraient de plus en plus d'une croûte qui restait adhérente pendant quelques jours, et quand elle se détachait l'urine coulait goutte à goutte à travers.

J'ai employé une solution de nitrate d'argent au 1/10 avec laquelle je baignai l'urèthre dans la région des fistules. Cette application fut faite avec un porte-caustique très simple ; l'extrémité du mandrin de cet appareil, qui ressemblait à une sonde ordinaire, fut enveloppée de ouate trempée dans la solution caustique.

On l'introduisait par le méat et une fois au niveau des fistules, on retirait un petit peu la sonde, et le caustique se mettait au contact de l'urèthre.

Je continuai deux fois par semaine.

Les fistules diminuèrent chaque jour, et 5 semaines après se fermèrent complètement. J'ai vu le malade plusieurs fois après, et je me suis assuré de sa guérison complète.

Les caustiques qui produisent une rétraction notable de la cicatrice, et parmi eux l'acide nitrique, peuvent trouver leur application dans certaines fistules plus larges, lorsque ces fistules sont entourées d'une peau lâche, épaisse et garnie à sa face profonde de tissus conjonctifs qui lui permettent d'être attirée vers la fistule (Cocteau). A. Cooper a obtenu un succès par l'emploi de l'acide nitrique comme caustique, chez un malade porteur d'une fistule assez large, siégeant à la jonction du scrotum et du pénis, et que plusieurs uréthrorraphies antérieures n'avaient pu guérir (1).

Voici l'observation de ce malade :

### OBSERVATION XVIII (Résumée).

M..., arrivé de l'Inde depuis peu, avait à l'orifice de l'urèthre un chancre accompagné d'une vive inflammation du gland, du prépuce et de la peau du pénis jusqu'au pubis et au scrotum. L'urèthre se perfora à la jonction du scrotum avec le pénis.

L'urine s'écoula abondamment par cette ouverture, qui se cicatrisa sur les bords. Mais il resta une large fistule qui ne montrait pas la moindre tendance à s'oblitérer et qui était pour le malade une source d'embarras pénibles dans l'excrétion de ses urines.

---

(1) ASTLEY COOPER. Mémoires sur les fistules du canal de l'urèthre (Obs. 523).

Le premier chirurgien consulté conséille l'introduction d'une bougie trois ou quatre fois par jour. Cette prescription suivie pendant quelque temps n'amène aucun résultat.

La 2ᵉ tentative faite pour obtenir la cicatrisation consista en vésicatoires. L'échec fut aussi complet.

Le 3ᵉ traitement auquel on recourt consiste à raviver les bords de la plaie; on y plaça des épingles, et on les maintint au moyen de la suture entortillée.

Ce traitement échoua comme les autres.

A cette époque Cooper fut consulté. Il ravive les bords de la fistule, et les ayant réunis par deux points de suture, il met une sonde à demeure.

L'urine coule sur les côtés de la sonde et détruit le 3ᵉ jour les adhérences qui commençaient à s'établir.

Le 5ᵉ jour, à la chute des ligatures, aucune réunion n'avait eu lieu.

Les 2/3 de l'ouverture étaient formés aux dépens du scrotum et l'autre tiers au dépens de la peau du pénis.

Il pensa alors à mettre à profit la contraction que subit la peau dans le travail de cicatrisation.

En juin 1818, application d'acide nitrique sur les bords de la fistule ; formation d'une eschare superficielle, développement de granulations et cicatrisation de la plaie. Diminution de l'orifice fistuleux.

Même application un mois plus tard, puis en novembre suivant.

A ce moment l'ouverture, qui aurait pu admettre un pois, ne laisse plus passer que la tête d'une épingle.

Le 22 janvier 1819 il fut de nouveau touché, légèrement cette fois.

En mars, dernière application de caustique.

Quinze jours après, l'orifice se ferma complètement.

« Ce n'est, dit Cooper, que lorsque la peau est très lâche et lorsque la plaie fistuleuse intéresse le scrotum que cette méthode peut réussir, car lorsque la peau est très adhérente on ne peut

guère espérer d'en rapprocher les bords pour obtenir l'agglu-
tination » (1).

Nous avons vu employer, par M. le D<sup>r</sup> Humbert, un
procédé de cautérisation auquel il nous a dit devoir de
nombreux succès dans les cas de fistulettes blennorrha-
giques siégeant au niveau du frein ou voisines du méat,
et même dans certains pertuis fistuleux succédant à des
syphilides ulcéreuses du gland, comme celui qui est représenté sur la figure 11.

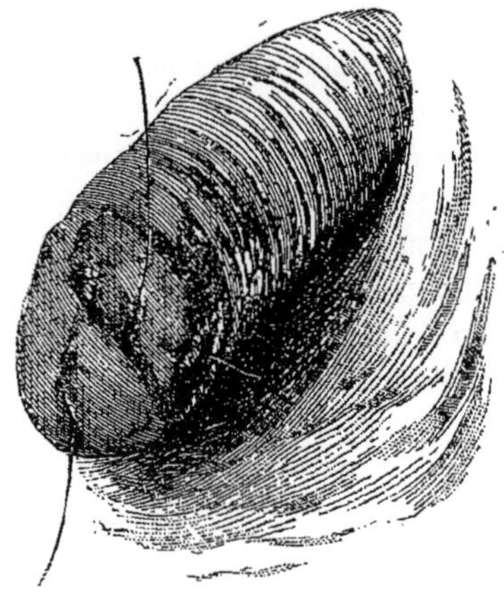

Fig. 11. — Syphilide ulcéreuse secondaire. — Fistule uréthrale (d'après un
moulage de la collection de M. le D<sup>r</sup> Humbert.)

Voici comment opère notre Maître : après avoir introduit par l'orifice externe de la fistule un fil de platine et
l'avoir fait ressortir par le méat (fig. 11), il chauffe avec
une lampe à alcool l'extrémité externe de ce fil jusqu'au

_________________

(1) A. Cooper. Œuvres chirurgicales, p. 576. Traduction de Richelot
et Chassaignac.

rouge blanc. Il le retire alors vivement, en le saisissant par l'autre extrémité.

La cautérisation ainsi opérée est rapide, énergique, égale, bien limitée, et peu profonde. Ce sont là précisément les conditions nécessaires pour que la cautérisation donne des résultats satisfaisants. Ce procédé est, comme on le voit, d'une extrême simplicité, et d'une application facile ; aussi est-ce à lui que, le cas échéant, nous aurions recours de préférence à tout autre.

Pour conclure, nous dirons que la cautérisation ne trouve que très rarement son application comme moyen de traitement des fistules d'origine vénérienne.

Elle n'est applicable qu'aux très petites fistules soit spontanées, primitives, soit aux fistulettes secondaires qui peuvent s'observer après une opération autoplastique dans laquelle la réparation de la perte de substance n'a pas été complète, ainsi que cela se produit fréquemment.

Le calibre minime des fistules qui s'observent au cours de la blennorrhagie ne se rencontre guère dans les fistules ayant l'origine que nous avons en vue. Dans le chancre simple et la syphilis, en effet, on a affaire à des pertes de substance en général importantes et qui nécessitent d'autres modes de traitement que la cautérisation.

On devra alors avoir recours à l'uréthrorrhaphie soit seule soit associée à l'uréthroplastie.

*b) **Uréthrorraphie.*** — L'uréthrorraphie est le procédé qui trouvera surtout son application dans le traitement des fistules de la fosse naviculaire, et aussi dans certaines fistules du fourreau plus ou moins larges qui persistent après une première tentative d'autoplastie.

Si les succès donnés par l'uréthrorraphie étaient rares autrefois dans le traitement des fistules uréthro-péniennes avec perte de substance, il n'en est plus ainsi depuis que les chirurgiens modernes emploient l'avivement large des tissus à rapprocher, suivant les préceptes de la méthode américaine pour les fistules vésico-vaginales.

Cet *avivement* constitue un premier temps important de l'opération.

« L'avivement devra être large pour que l'affrontement soit étendu ; cet avivement fait en dédolant sera très superficiel, il ne devra porter que sur les téguments et ne pas intéresser la muqueuse uréthrale. La plaie ainsi produite aura l'aspect d'un entonnoir très large au dehors et n'ayant au fond que les dimensions de la fistule » (1).

Quant aux procédés de sutures qui peuvent être employés dans le traitement des fistules péniennes, nous ne retiendrons, de tous les procédés plus ou moins ingénieux qui ont été proposées, et qui sont pour la plupart délaissés aujourd'hui, que les trois suivants.

1° Suture entrecoupée, (à points séparés et rapprochés. Verneuil).

2° Suture enchevillée à un seul fil (Duplay).

3° Suture entortillée (Voillemier).

I. *Suture à points séparés.* — La suture à points séparés sera faite suivant les préceptes de la méthode américaine, c'est-à-dire en s'efforçant de ne point faire pénétrer les fils dans la cavité de l'urèthre.

______

(1) Verneuil. *Gazette hebdomadaire*, 1862, p. 505.

Le passage des fils dans le canal est en effet nuisible ;
car il rend possible la filtration de l'urine le long des fils
et peut laisser subsister des fistulettes secondaires à leur
niveau.

Les fils employés pour cette suture seront de préférence des fils métalliques, qui, en raison de leur finesse,
permettent de faire des points de suture nombreux et rapprochés sans aucun inconvénient.

Verneuil emploie du fil de fer recuit, extrêmement
fin, et les aiguilles qui servent à l'entérorraphie.

On peut néanmoins se servir, pour cette suture, de
crins de Florence.

Nous devons faire remarquer que malgré toute l'attention du chirurgien il ne lui est pas toujours facile d'éviter
la pénétration du fil dans la cavité de l'urèthre. L'observation de Verneuil que nous avons rapportée précédemment prouve que cette difficulté existe même pour des
chirurgiens expérimentés et habitués à se servir de ce procédé de suture.

La suture à points séparés a en outre l'inconvénient
de laisser entre chaque point de suture un interstice par
lequel l'urine peut s'écouler, quelque soin qu'on aie de
placer une sonde à demeure. Enfin, la pression exercée
sur tous les points des tissus rapprochés est inégale.

II. *Suture enchevillée à un seul fil* (Duplay). — Le fil
au lieu d'être double, comme dans l'ancien procédé de suture enchevillée, est simple. Il est passé dans deux tubes de
plomb perforés, et appliqués sur les deux côtés de la plaie.
Les extrémités du fil sont fixées par des tubes de Galli.

Cette suture a sur la précédente l'avantage d'exercer sur tous les points une pression à peu près égale, mais elle ne peut pas être appliquée dans tous les cas où l'uréthorraphie est indiquée.

III. *La suture entortillée* (Voillemier) ne possède pas les inconvénients des sutures précédentes et a l'avantage d'être d'une exécution facile. On fait l'avivement aussi large que possible du pourtour de la fistule, exactement comme dans les méthodes précédentes.

On enfonce ensuite des épingles sur les limites des portions avivées de manière à les glisser dans l'épaisseur des tissus, sans toucher à la muqueuse de l'urèthre, et on les fait ressortir de l'autre côté en traversant de nouveau la peau un peu en dehors des limites de l'avivement.

Puis on applique autour des épingles une suture entortillée, en se servant d'un fil de soie.

Serrant alors les fils jusqu'à complet adossement des parties avivées, on obtient une suture solide dont la pression est égale sur tous les points.

Cette méthode de suture a en outre l'avantage d'être d'une exécution plus facile que les précédentes.

Ce sera donc à elle que nous aurons recours de préférence quand nous jugerons l'emploi de l'uréthrorraphie suffisant pour fermer la fistule.

Il va sans dire que la suture à points séparés sera la seule applicable cependant dans les cas ou une opération autoplastique devra être superposée à la suture.

L'uréthrorraphie sera le traitement de choix des fistules de la portion antérieure de l'urèthre, et surtout de celles de la fosse naviculaire lorsque ces fistules seront dirigées suivant l'axe de l'urèthre; que les bords seront peu écartés et susceptibles d'être affrontés.

Des incisions libératrices, pratiquées parallèlement aux lèvres rapprochées, empêcheront les tiraillements sur les points de suture.

Quelquefois, néanmoins, la perte de substance est telle qu'on ne peut arriver à rejoindre les deux lèvres de l'urèthre. On devra dans ce cas adjoindre ou substituer à l'uréthrorraphie, l'autoplastie de l'urèthre ou uréthroplastie, pour combler la perte de substance de ce canal.

*c) Uréthroplastie.* — L'uréthroplastie comprend une foule de procédés pour l'étude détaillée desquels nous renvoyons aux traités spéciaux de médecine opératoire et de chirurgie plastique.

Nous devons cependant distinguer deux grandes méthodes d'autoplastie dans lesquels tous les procédés peuvent rentrer :

1° La *méthode indienne ;*

2° La *méthode ancienne de Celse* ou *méthode française.*

Dans la méthode indienne qui comprend un premier groupe de procédés, on prend un lambeau dans une région voisine.

Ce lambeau est ensuite renversé de manière que sa surface saignante soit en contact avec les bords de la perte de substance préalablement avivés.

Le sphacèle du lambeau, qu'il est nécessaire de tordre sur sa base pour appliquer sa face cruentée sur la perte de substance, est la règle dans cette méthode.

Astley Cooper (1) cependant a obtenu un succès par l'emploi d'un lambeau scrotal chez un malade porteur d'une fistule située à la partie inférieure de l'urèthre, immédiatement au devant du scrotum,

Delpech (2) (lambeau inguinal), et Jobert (3) (lambeau abdominal) qui ont eu recours à cette méthode, en signalent eux-mêmes les multiples inconvénients.

La méthode française, ou de Celse, comprend deux classes de procédés.

A la première classe appartiennent les *procédés à un ou plusieurs lambeaux, avec glissement des lambeaux et affrontement suivant les bords*, avec ou sans incisions libératrices destinées à diminuer le tension opérée par le déplacement du lambeau.

Ces procédés offrent quelques désavantages. C'est d'abord le peu d'épaisseur et de vitalité de la peau située autour de la fistule, la difficulté d'affronter des bords étroits, enfin la facilité pour l'urine de filtrer à travers la plaie.

Les procédés de la deuxième classe n'ont pas tous ces inconvénients. Le glissement est plus étendu, *l'affrontement se fait par des surfaces.*

Nous rejetterons donc complètement les procédés autoplastiques dans lesquels l'affrontement se fait par les bords

---

(1) Astley Cooper. Œuvres chirurgicales. Traduction Richelot.
(2) Delpech. *Lancette française*, t. IV, p. 385.
(3) Jobert. Traité de chirurgie plastique, t. II, p. 161.

des lambeaux. Ce sont de larges surfaces qu'il faut mettre en présence.

Il nous semble impossible de pouvoir indiquer quels procédés devront être mis en usage dans le traitement de telle ou telle variété des fistules qui nous occupent.

Les différences multiples que l'on observe dans leur forme, leur siège, leur étendue, la diversité des dégâts qui peuvent intéresser les tissus avoisinants, s'opposent à une classification méthodique de leur traitement.

Chaque cas particulier nécessitera un procédé spécial. C'est ainsi que des fistules occupant le même siège, possédant des dimensions à peu près égales, devront être traitées par des méthodes différentes, suivant l'état des parties voisines auxquelles on empruntera les lambeaux.

Le *prépuce,* lorsqu'il est intact, souple, sera une ressource importante dans l'autoplastie des fistules de la fosse naviculaire, et de la face inférieure du gland.

Le procédé imaginé par Dieffenbach, et qui consiste à *faire glisser d'arrière en avant un lambeau préputial,* que l'on fixe sur le pourtour de la perte de substance préalablement avivé, trouvera ici son application.

Cet auteur s'en est heureusement servi chez un malade porteur d'une fistule de la base du gland, qui était consécutive à une ulcération vénérienne, et dont voici l'observation :

Obs. XIX. — Il s'agit d'un malade qui avait une perte de substance de l'urèthre, du diamètre d'une petite fève, intéressant

---

(1) Cocteau. *Thèse d'agrégation.* Paris, 1869.

les parois inférieures et latérales du canal; les contours de l'ouverture étaient indurés et calleux : le prépuce, naturellement
long et épais, cachait la fistule dans l'état ordinaire; mais en dé-
couvrant le gland on l'apercevait facilement; elle était le résultat
d'un ulcère vénérien. Une sonde fut introduite dans le canal, la
peau du prépuce retirée en arrière, les bords de la fistule avivés,
puis, réunis, en abaissant un peu le gland; la plaie inférieure du
gland fut avivée jusqu'à l'orifice externe de la fistule, ainsi que
la demi-circonférence inférieure de la couronne, la portion inférieure du prépuce fut également avivée par l'abrasion de sa lame
interne, de façon à obtenir deux surfaces saignantes parfaitement
correspondantes.

Ce sang fut soigneusement étanché; la peau du prépuce attirée de nouveau sur le gland et réunie à lui par la suture entortillée; puis, de chaque côté, la peau du prépuce fut fendue. On
obtint ainsi un lambeau inférieur médian qui resta adhérent à
la surface dénudée du gland et de la couronne; c'était, pour
ainsi dire, un frein très large.

Après des accidents d'inflammation, la guérison complète fut
obtenue, et le pénis, à part les cicatrices du prépuce, avait conservé sa forme naturelle.

Chez un malade de son service, affecté d'une fistule
de la fosse naviculaire de dimensions trop grandes pour
pouvoir être guérie par l'uréthrorraphie simple, M. le D<sup>r</sup>
Humbert a obtenu par un procédé analogue au précédent
un très heureux résultat (fig. 12 et 13).

La fistule était ici consécutive à un syphilome ulcéreux. Elle dépassait légèrement en avant et en arrière les
limites de la fosse naviculaire.

Le frein avait été détruit en totalité par l'ulcération et
le prépuce en forme de jabot était le siège d'un œdème
chronique.

Entré le 6 novembre 1889 à l'hôpital Ricord, salle 4, lit 3. Ce malade fut opéré le 7 mars 1890. M. Humbert aviva le pourtour de la solution de continuité. Le prépuce,

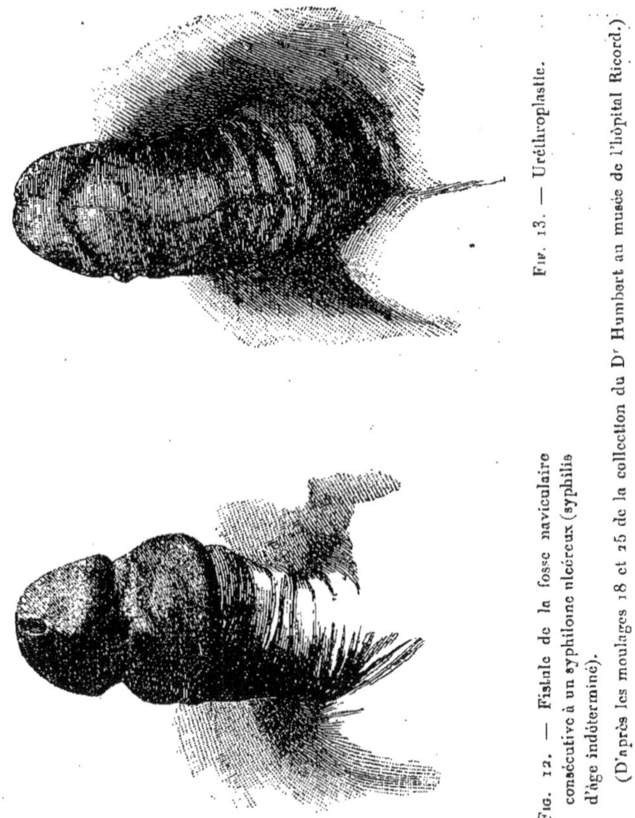

Fig. 12. — Fistule de la fosse naviculaire consécutive à un syphilome ulcéreux (syphilis d'âge indéterminé).

(D'après les moulages 18 et 25 de la collection du D<sup>r</sup> Humbert au musée de l'hôpital Ricord.)

Fig. 13. — Uréthroplastie.

avivé sur la face inférieure dans une étendue correspondante, fut relevé et fixé, sur la surface saignante environnant la perte de substance, par des points de suture. Sonde à demeure. On voit par la comparaison des figures 12 et 13, dont l'une représente la verge avant l'opération, et la seconde reproduit un moulage exécuté sur le malade 19 jours après l'uréthroplastie, le 26 mars 1890, quel résultat parfait a été obtenu par ce procédé.

Si après la restauration de la fistule il restait un morceau de prépuce inutile ou gênant, on pourra le réséquer.

Mais règle générale *il ne faut jamais se presser de parer la verge*, c'est-à-dire d'enlever, avant d'avoir restauré l'urèthre, les portions de téguments quelconques, irrégulières, pendeloques, jabots, tissus cicatriciels. Tous ces téguments pourront souvent trouver leur utilité, ils serviront à former le lambeau qu'on devra rabattre sur l'urèthre pour combler la perte de substance.

Les figures 14 et 15 représentent un exemple du parti que l'on peut tirer de ces tissus de cicatrices.

La perforation due dans le cas présent à un syphilome ulcéreux du gland, et qui avait des dimensions considérables, ne pouvait être fermée que par le lambeau que l'on voit à gauche de la verge, dernier vestige du prépuce détruit par l'ulcération syphilitique.

Supposons maintenant les cas où l'urèthre est détruit dans une étendue plus considérable. La peau de la verge a disparu dans la même étendue. Ce qui reste des téguments à ce niveau, pend sur un des côtés de l'organe, ainsi que cela se voit sur la figure 9.

Le lambeau latéral sera rabattu au-devant de l'urèthre (préalablement suturé), et fixé sur le côté opposé de la verge, avivé dans une étendue suffisante.

Enfin, s'il n'existait même plus de lambeau et que

l'opérateur n'ait plus de peau à sa disposition au niveau
de la perte de substance, il faudrait aller emprunter les
téguments nécessaires au scrotum. Si cette dernière res-

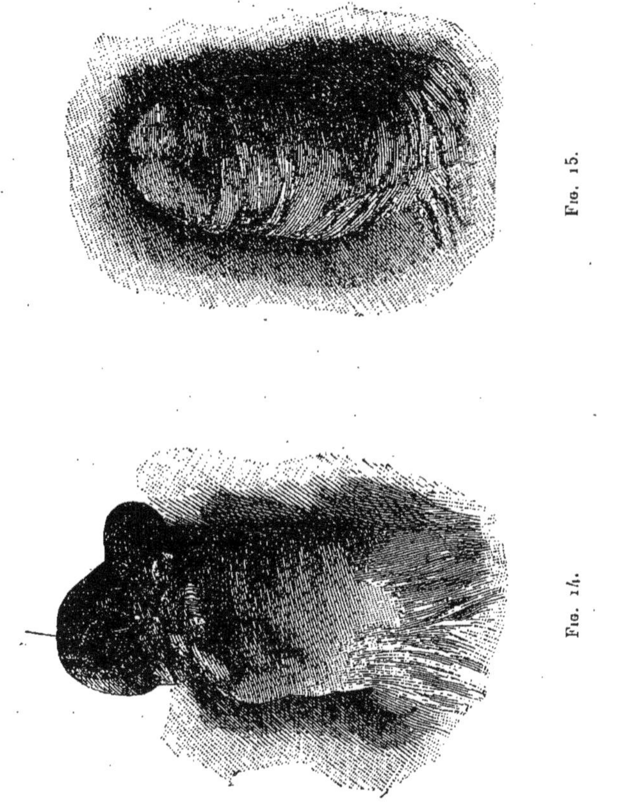

Fig. 15.

Fig. 14.

source nous était enlevée, l'infirmité créée par la fistule
nous semblerait incurable.

Nous voilà bien loin, n'est-ce pas, des procédés par la

méthode indienne ou française, de l'uréthroplastie par
dédoublement. Dans les procédés classiques, en effet, toujours applicables quand il y a de l'étoffe, on ne semble
pas s'inquiéter de ces cas indispensables à connaître cependant pour celui qui veut opérer les fistules consécutives
aux ulcérations vénériennes, et dans lesquels il doit prendre
des lambeaux où il peut, et comme il peut. Il en est ainsi
à plus forte raison dans les cas où l'urèthre pénien a été
détruit en totalité.

On a alors affaire à un véritable hypospadias péno-
scrotal accidentel.

La difficulté ici est autrement grande. Car on comprend qu'une ulcération qui a produit de tels dégâts
épargne difficilement les téguments de la verge.

Les procédés de MM. Duplay et Th. Anger, pour l'hypospadias, qui sont les meilleurs quand on a le choix, ne
sauraient être utilisés quand on se trouve en présence
d'une verge absolument dépouillée.

Il faut alors user d'un procédé de nécessité, c'est-à-
dire aller demander aux parties voisines le lambeau nécessaire à la restauration de l'urèthre. Le scrotum dont la
peau est souple et bien nourrie, doublée d'un tissu cellulaire épais, sera alors d'un secours très important.

L'observation suivante que nous devons à l'obligeance
de notre maître M. le D<sup>r</sup> Humbert, démontre tout le parti
qu'on peut tirer des téguments du scrotum dans des cas
de ce genre.

Cette observation est celle du malade dont nous avons
déjà parlé au chapitre III en traitant des différentes variétés de fistules.

Elle a été communiquée au *Congrès de Dermatologie et de Syphiligraphie* en 1890 mais non encore publiée.

OBSERVATION XX

HUMBERT. *Restauration complète de l'urèthre à l'aide d'un lambeau emprunté à la peau des bourses.*

Le malade, âgé de 52 ans, avait eu les téguments de la verge entièrement détruits par un chancre simple phagédénique, qui avait laissé aussi une large trace sur la racine de la cuisse gauche.

Rien au gland ni sur les bourses.

Mais la verge était pelée, lisse comme un bâton de chaise, tapissée d'un tissu blanchâtre cicatriciel.

Aucun vestige de l'urèthre, si ce n'est une sorte de gouttière dont le fond était légèrement rosé.

L'orifice anormal s'ouvrait à la racine des bourses. Il était fort étroit.

Je n'avais donc qu'une ressource: utiliser la peau du scrotum pour tenter de refaire un urèthre.

C'était d'autant plus hasardeux que les essais de ce genre, peu nombreux d'ailleurs, ont toujours échoué, et qu'après les insuccès de Bouisson et Moutet on n'y est jamais revenu.

Après avoir préalablement agrandi et dilaté l'orifice scrotal de l'urèthre, j'avivai avec difficulté les bords de la gouttière uréthrale (en détachant deux bandelettes latérales de ce tissu cicatriciel) ainsi que le pourtour de la base du gland en bas de la fosse naviculaire.

Je dessinai ensuite sur le scrotum un lambeau vertical à base supérieure en forme d'U.

Entre les deux extrémités de cet U était compris l'orifice uréthral.

Ses bords étant avivés au dépens de sa face cutanée, je le

disséquai et le relevai comme un battant de table. Je réunis les surfaces avivées par des points de suture à fils d'argent (ici c'était le mode de suture seul applicable). Je plaçai une sonde à demeure.

La face cruentée du lambeau regardait donc l'extérieur, la face cutanée devant former la paroi inférieure du nouvel urèthre. Suture de la peau des bourses.

Contrairement à mon attente, la réunion eut lieu ; il n'y eut pas de sphacèle du lambeau.

L'adhésion fut complète, sauf deux petites fistules à la base du gland dont j'eus raison par la cautérisation.

Mais, naturellement, la cicatrisation de la face externe et saignante du lambeau amena sa rétraction, de telle sorte que le malade urinait bien par le méat, ce qui était déjà un excellent résultat, mais il avait en quelque sorte une verge palmée, c'est-à-dire que la cloison des bourses semblait venir s'attacher à la base du gland.

Je remédiai à cet inconvénient par deux opérations successives (la première ayant échoué en partie par suite d'une hémorrhagie qui obligea à enlever prématurément les sutures).

Cette opération était très simple: une sonde était introduite dans l'urèthre, je pinçai en dessous ce repli cutané, je l'incisai jusqu'à la racine de la verge, puis je réunis les lèvres des deux incisions ainsi pratiquées.

De la sorte, après la seconde opération, j'arrivai à rendre au malade non seulement un urèthre, non seulement la miction et l'éjaculation par le méat, mais encore une verge suffisamment longue.

C'est là non seulement un succès en soi-même, mais une chose bonne à savoir, en ce sens qu'elle montre qu'un *lambeau scrotal* contrairement à ce que l'on croyait peut-être utile et efficace. C'est, je crois, la première fois que l'on s'en sert avec succès.

Nous voyons par cette observation, que si les procédés classiques d'autoplastie uréthrale restent préférables quand on peut les utiliser, il est bon de savoir que dans certains cas de nécessité, le scrotum peut offrir une ressource utile, alors même qu'il faut lui emprunter de quoi refaire l'urèthre dans sa totalité.

*En résumé* le traitement chirurgical des fistules consécutives au chancre simple et à la syphilis, comprend :

1° *La cautérisation* applicable seulement aux petites fistules :

2° *L'uréthrorrhaphie* qui donne à elle seule des succès toutes les fois qu'il y a assez d'étoffe pour pouvoir rapprocher les deux lèvres de la fistule ;

3° *L'uréthroplastie* : *a)* adjointe à l'uréthrorrhaphie tant pour achever l'occlusion de l'urèthre que pour rendre à la verge une configuration normale.

*b)* Employée seule, et exécutée à l'aide des téguments du prépuce du fourreau, du scrotum, en un mot avec tout ce qui est utilisable.

Nous avons pensé qu'il serait intéressant de rapporter à la fin de ce chapitre une curieuse observation que nous empruntons à Ricord.

On verra par l'opération qui est décrite dans cette observation, la confirmation de ce que nous disions précédemment, à savoir : que les procédés classiques, même modifiés, sont souvent impuissants ou inapplicables dans le traitement des fistules uréthro-péniennes qui sont dues aux ulcérations vénériennes, et que le chirurgien doit dans certains cas spéciaux, en raison de l'étendue de la lésion uréthrale, imaginer de toutes pièces un procédé opératoire nouveau, pour en obtenir la réparation.

### Observation XXI

*Uréthrogénie. — Formation artificielle d'un nouvel urèthre.*
Ricord. Bulletin de l'Académie de Médecine, 1843, p. 138.

*Dans le cas dont il s'agit, le canal urinaire avait été détruit
complètement par un chancre phagédénique dans toute l'étendue de la portion spongieuse.*

La majeure partie de la peau de la verge avait même disparu
sous l'influence de l'ulcération, et les deux tiers de la circonférence
des corps caverneux ainsi que le sillon longitudinal indiquant le
trajet de l'urèthre, se montraient recouverts d'un mince tissu de
cicatrice. Enfin l'urine s'échappait au fond d'une ouverture située
dans un repli de la peau des bourses.

Pour remédier aux inconvénients d'un pareil état, M. Ricord
a cru devoir établir un nouveau canal entre les corps caverneux
et le tissu de cicatrice qui les enveloppait. Dans ce but, il s'est
servi d'une longue tige de trois quarts aplatie et terminée en fer
de lance.

L'instrument a été d'abord introduit par le méat urinaire, et,
vers le milieu de la région balanique, sa pointe a pénétré dans le
tissu cellulaire qui double les corps caverneux. En le faisant alors
progresser suivant la direction de l'urèthre, M. Ricord a décollé
l'enveloppe externe jusqu'à la rencontre d'un gorgeret préalablement introduit  la profondeur de 1 centimètre et demie, dans
l'ouverture par laquelle sortaient les urines; ainsi le canal artifi-
ciel partant du milieu de la région balanique est venu rejoindre
l'urèthre correspondant aux bourses à 1 centimètre et demi au
delà de son ouverture externe.

Aprés cette opération qui s'est terminée sans occasionner de
douleurs très vives, une canule en argent est venue remplacer
l'instrument perforateur, et deux heures plus tard les urines

s'écoulaient librement par cette nouvelle voie. On s'est contenté d'appliquer pour tout pansement des compresses imbibées d'eau froide.

Il n'y a eu que très peu de gonflement et de réaction inflammatoire.

La canule a été remplacée le 5ᵉ jour par une sonde en gomme élastique et depuis le 27 janvier, jour de l'opération, le volume des sondes a été graduellement augmenté de manière à donner au nouveau canal un diamètre convenable.

Ce cas est unique dans la science sous le rapport de l'étendue de la portion de l'urèthre que l'art a dû reconstruire.

# CONCLUSIONS

I. — Les fistules *uréthro-péniennes* d'origine vénérienne sont les plus communes. Le chancre mou et la
syphilis en sont les causes principales.

II. — Les fistules d'origine syphilitique sont les plus
fréquentes et se produisent en général dans les premiers
mois de la syphilis.

III. — Malgré leur origine différente (chancre simple
et syphilis), ces fistules ont des analogies très grandes, et
peuvent permettre une description commune.

1° Ce ne sont pas à proprement parler des fistules,
mais des *pertes de substance sans trajet*, des *trous* ;

2° Elles se forment dans la majorité des cas de *dehors
en dedans* ;

3° Elles s'accompagnent souvent de *mutilations* et de
*difformités du pénis*.

IV. — Elles peuvent être ramenées à 4 variétés principales :

*a)* Fistules de la rainure ;

*b)* Fistules de la fosse naviculaire ;

*c)* Fistules du corps du pénis ;

*d)* Hypospadias complet.

V. — *Diagnostic*. — Il est facile de reconnaître que ces
fistules ont succédé au chancre simple ou à la syphilis ; il
est très difficile parfois de dire quelle de ces deux maladies
en a été la cause.

VI. — Les *symptômes* sont les mêmes que ceux des fistules uréthro-péniennes d'origines diverses.

VII. — Le *pronostic* est plus grave que celui des fistules péniennes ordinaires, en raison des dégâts plus considérables qui les accompagnent, et qui ajoutent aux difficultés du traitement.

VIII. — Le *traitement* comprend :

*a)* Un *traitement pré-opératoire* dont l'importance est très grande, au point de vue de son influence, sur le résultat du traitement chirurgical de la fistule ;

*b)* Un *traitement chirurgical* qui comprend non seulement l'occlusion de la fistule, mais autant qu'il est possible la correction des difformités péniennes, et pour lequel on a recours :

I° A la *cautérisation* pour les très petites fistules.

II° À l'*uréthrorrhaphie*, tantôt seule, tantôt associée à l'uréthroplastie, dans les fistules de dimensions plus considérables.

III° A l'*uréthroplastie* quand la perte de substance est telle que l'uréthrorrhaphie est impuissante à fermer la plaie, le rapprochement des lèvres étant devenu impossible.

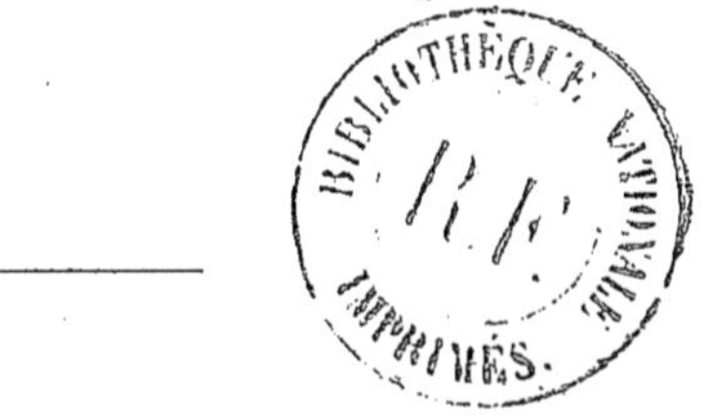

# INDEX BIBLIOGRAPHIQUE


Albarran. — *Semaine médicale*, octobre 1894.

Balzer. — Traité de médecine Brouardel-Girode. Art. Chancre mou.

Bellet. — Contribution à l'étude du chancre syphilitique. *Thèse*, Paris, 1898.

Beurmann (de). — *Annales de médecine*, 6 septembre 1893. Leçons sur le chancre mou.

Blazac (de). — Traitement des fistules uréthro-péniennes. *Thèse*, Paris, 1873.

Bouilly. — Pathologie externe, t. IV, p. 188. — *Nouveau Diction. de méd. et de chir.* Art. Fistules urinaires.

Bouland. — Considérations sur le traitement des fistules uréthro-péniennes, 1855.

Boyer. — Traité des maladies chirurgicales, t. IX, p. 261.

Castel (du). — Leçons sur les affections ulcéreuses des organes génitaux de l'homme. Paris, 1891.

Chopart. — Traité des maladies des voies urinaires, t. II, p. 598.

Cooteau. — Des fistules uréthrales chez l'homme. *Thèse d'agrégation*, Paris, 1869.

Cooper (Astley). — OEuvres chirurgicales, p. 576. Mémoire sur les fistules du canal de l'urèthre. Traduction par Chassaignac et Richelot.

Czerny. — De l'anaplastie uréthrale dans le traitement des fistules péniennes, in *Archiv. f. klin. Chirug.*, 1877, t. XXI.

Delpech. — Chirurgie clinique de Montpellier, t. I.

Desnos. — Traité des maladies des voies urinaires, p. 223.

Dieffenbach. — Mémoire sur les fistules urinaires, 1836. *Gazette médicale*.

Duplay. — Traité de pathologie externe, t. VII, 1888.

Dupuytren. — Clinique chirurgicale, t. IV.

Forgue. — Traité de chirurgie Duplay-Reclus. Art. Fistules urinaires.

Fournier (A.). — Traité de la syphilis. — *Nouveau Diction. de méd. et de chir.* Art. Chancre.

Gagnon (de Clermont). — Fistule uréthro-pénienne, in *Union médicale*, 1861.

Georgiadès. — Fistules uréthro-péniennes et particulièrement de celles qui succèdent à la blennorrhagie. *Thèse*, Paris, 1889-90.

Guyon et Bazy. — Atlas des maladies des voies urinaires, planche 31.

Humbert. — Fistules consécutives au chancre simple et à la syphilis, in *Bulletin de la Société française de Dermatologie et de Syphiligraphie*. Compte rendu de la séance du 10 avril 1890.

Hunter. — Maladie vénérienne.

Jobert. — Traité de chirurgie plastique, t. II.

Jourdan. — Traité des maladies vénériennes, t. I, art. III.

Jullien. — Maladies vénériennes, p. 380.

Loumeau. — *Presse médicale*, 1894, p. 178 et *Journal de méd. de Bordeaux*, 20 mai 1894.

Ledrain. — *Annales des maladies des organes génito-urinaires*, octobre 1892.

Mazza. — Gommes de la verge. *Annales de Dermatologie et de Syphiligraphie*, 1862.

Mauriac. — Leçons sur les maladies vénériennes, p. 368 et 369.

Monod. — *Dictionnaire des Sciences médicales*. Art. Fistules urinaires.

Nélaton. — Traité de pathologie chirurgicale, t. V, p. 483 et suiv. *Gazette des hôpitaux*, 1852.

Ozenne. — *Revue de chirurgie,* 1883. Gommes de la verge.

Ricord. — Leçons sur le chancre. Paris, 1857.

Robert. — Mémoire sur les fistules uréthro-péniennes, in *Annales des maladies des organes génito-urinaires,* 1883, p. 108 et 326.

Rollet. — *Diction. des Sciences médicales.* Art. Chancre.

Tillaux. — Rapport sur le travail de Robert, in *Bulletin de la Société de chirurgie,* t. X. Séance du 10 décembre 1884.

Verneuil. — Chirurgie réparatrice. — *Bulletin de la Société de chirurgie,* t. X, 10 décembre 1884, p. 899.

Voillemier. — Traité des maladies des voies urinaires, t. I, 1868.

Vidal. — Traité de pathologie externe, t. V, art. II, p. 547.

Zeisse. — Traité clinique et thérapeutique des maladies vénériennes, traduction Raugé, p. 227.

# TABLE DES MATIÈRES


                                                                    Pages.

CONSIDÉRATIONS PRÉLIMINAIRES. — PLAN D'EXPOSITION. . . . . 5

CHAPITRE PREMIER. — Causes des fistules uréthro-péniennes. Leur fréquence respective. . . . . . . . . . . . 9

CHAP. II. — Fistules uréthro-péniennes consécutives au chancre simple et à la syphilis. Étiologie. Pathogénie. . . 15

        A. Chancre simple. . . . . . . . . . . 16

        B. Syphilis. Syphilomes ulcéreux primitifs. . . . . 25

                Syphilomes ulcéreux secondaires. . . . 39

                Syphilomes ulcéreux tertiaires. . . . . 41

                Syphilomes phagédéniques et gangréneux. 48

CHAP. III. — Variétés principales des fistules consécutives au chancre mou et à la syphilis. . . . . . . . . . 56

CHAP. IV. — Caractères généraux. Anatomie pathologique. . . . 65

        Mutilations péniennes pouvant accompagner la formation des fistules. . . . . . . . . . . 68

CHAP. V. — Symptômes. Diagnostic. Pronostic. . . . . . 77

        Symptômes . . . . . . . . . . . 77

        Diagnostic. . . . . . . . . . . . 78

        Pronostic. . . . . . . . . . . . 83

CHAP. VI. — Traitement . . . . . . . . . . . 85

        Traitement pré-opératoire. . . . . . . . 93

        Traitement chirurgical. . . . . . . . . 95

           *a)* Cautérisation. . . . . . . . . . 96

           *b)* Uréthrorrhaphie.. . . . . . . . . 102

           *c)* Uréthroplastie. . . . . . . . . 106

CONCLUSIONS. . . . . . . . . . . . . . . 119

INDEX BIBLIOGRAPHIQUE. . . . . . . . . . . . . 121